糖尿病患者这样做不误诊、疗效好、能长寿

主　编：尹国有

副主编：韩景辉　刘洪超

编　者：尹淑颖　饶　洪　孟　毅

陈玲曾　李合国　朱　磊

周　正　蒋时红　蔡小平

江西科学技术出版社

图书在版编目(CIP)数据

糖尿病患者这样做不误诊、疗效好、能长寿 / 尹国有主编. -- 南昌：江西科学技术出版社，2019.10(2020.11重印)

ISBN 978 - 7 - 5390 - 6970 - 8

Ⅰ.①糖… Ⅱ.①尹… Ⅲ.①糖尿病 - 诊疗 Ⅳ. ①R587.1

中国版本图书馆 CIP 数据核字(2019)第 191080 号

国际互联网(Internet)地址：

http://www.jxkjcbs.com

选题序号:ZK2018243

图书代码:D19012 - 102

责任编辑:张旭 王凯勋

封面设计:傅司晨

糖 尿 病 患 者 这 样 做 不 误 诊 、疗 效 好 、能 长 寿
TANGNIAOBING HUANZHE ZHEYANG ZUO BU WUZHENG、LIAOXIAO HAO、NENG CHANGSHOU

尹国有 主编

出版发行	江西科学技术出版社有限责任公司
社址	南昌市蓼洲街 2 号附 1 号
	邮编:330009 电话:(0791)86615241 86623461(传真)
印刷	北京虎彩文化传播有限公司
经销	各地新华书店
开本	710mm × 1000mm 1/16
字数	161 千字
印张	12.5
版次	2019 年 10 月第 1 版 2020 年 11 月第 2 次印刷
书号	ISBN 978 - 7 - 5390 - 6970 - 8
定价	25.00 元

赣版权登字 -03 -2019 -282

前
言

　　医生与患者,是医疗活动的主要参与者,他们本应友好相处,密切合作,共同战胜疾病,犹如同一战壕的战友。然而当今社会,医患关系紧张已成普遍现象,医患纠纷也时有发生。

　　这一方面往往是由于患者对疾病的认识不足,对治愈疾病的需求迫切,从而对医疗服务有了不切实际的期望,认为到了医院就不论什么疾病都能一治就好,一旦疗程稍长,就担心医生是否在"忽悠"自己,耽搁自己的病情。加之近年来医疗费用逐渐走高,老百姓看病时会担心是否被过度检查、过度治疗。另一方面,医生工作任务繁重、时间紧张,无法做到为每位患者细细解说病情,回答其每个疑问,这常常招致患者及家属的误解和非议,让医生感到委屈心酸。

　　笔者长期在临床一线工作,深知广大患者看病之难,也深感医生工作之不易。为了满足广大患者与医生多交流、多沟通的愿望,解答患者在门诊中那些来不及问的话;也为了扫清广大患者求医过程中的种种疑惑,告诉患者最应该知道的医学知识,避免出现类似"医生葫芦里到底卖的什么药"的疑虑和误会。我们特组织有关专家、教授，编写了《门诊来不及问的那些话》系列丛书，《糖尿病患者这样做不误诊、疗效好、能长寿》是其中之一。希望藉由本书拉近医生与患者的距离，为患者和医生建立起沟通桥梁，缓解紧张的医患关系，构建和谐的医疗环境，把百姓就医的风险和成本降到最低。

提起糖尿病，大家都不会陌生，因为在我们身边，有越来越多的人得了糖尿病。糖尿病是一种以血糖升高为特征，严重危害人们健康和生活质量的常见病、多发病，也是诱发心脑血管、周围神经以及肾脏、眼部等病变的最危险因素之一。据报道，目前我国糖尿病患者已高达1.14亿，同时还有众多的糖尿病高危人群，昔日的"富贵病"已经逐渐蔓延成一种"大众化"的慢性病。

什么是糖尿病？怎样预防糖尿病？怎样确诊糖尿病？糖尿病有哪些治疗方法？怎样才能找到最合适的治疗方法？糖尿病患者还能长寿吗？……人们对糖尿病的疑问实在太多了。本书以作者接诊糖尿病患者过程中常被问及的问题，以及糖尿病患者来信、来电、发微信等咨询中经常提出的问题为基础，以糖尿病患者最关心的问题为重点，采用患者根据自己的情况提问题，医生予以详细解答的形式，系统全面地介绍糖尿病的防治知识，认真细致地解答广大糖尿病患者在就医过程中经常遇到的问题，以解除糖尿病患者心中诸多的困惑，帮助糖尿病患者更好地配合医生的治疗，早日达到恢复健康的目的。

书中文字通俗易懂，内容科学实用，对每一个问题的解答均尽可能做到简单明了，力求让广大读者看得懂、用得上，适合于糖尿病患者及家属、相关医护人员阅读参考。衷心希望天下糖尿病患者解除疑惑,找出良方,战胜疾病,远离痛苦,享受健康幸福的人生。

在本书的编写过程中,我们参考了许多公开发表的著作,在此一并向有关作者表示衷心的感谢。由于我们水平有限,书中难免有不当之处,欢迎广大读者批评指正。

尹国有

2018 年 4 月

目　录
Contents

第一章　糖尿病是这么回事·1

第二章　糖尿病患者这样做不误诊·29

第三章　糖尿病患者这样做疗效好（西医篇）·49

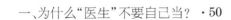

第四章　糖尿病患者这样做疗效好（中医篇）·81

第五章　糖尿病患者这样做能长寿·111

附录·176

第一章 糖尿病是这么回事

　　什么是糖尿病？怎样预防糖尿病？由于缺少医学知识，人们对糖尿病的疑问实在太多了，然而在看病时，由于时间所限，医生与病人的沟通存在诸多的障碍，病人常常是该说的话没有说，该问的问题没有问，医生也有很多来不及说的事。本章讲解了糖尿病是什么、怎样预防等糖尿病的基础知识，相信对您了解糖尿病有所帮助。

一、什么是糖尿病？

咨询：我是一位农村代课教师，今年 58 岁，近半年来总觉得口干，并且小便次数较以前明显增多，昨天到乡医院就诊，测空腹血糖为 18.6 毫摩尔/升，医生说我很可能是得了糖尿病，必须进一步检查确诊，以便及时恰当地治疗，我想问一下**到底什么是糖尿病？**

解答：医生让您进一步检查确诊很有必要，空腹血糖的正常值为 3.9～6.1 毫摩尔/升，如果明显高于正常值，应警惕是否患了糖尿病，因为糖尿病是一组以慢性血葡萄糖（简称血糖）水平增高为特征的代谢疾病群。

人体内有一个叫胰腺的重要器官，胰腺很重要的一个功能是生成一种叫作胰岛素的物质，胰岛素则是葡萄糖代谢中不可缺少的一种激素。高血糖是由于胰岛素分泌缺陷和（或）胰岛素作用缺陷而引起。糖尿病除糖类代谢异常外，还有蛋白质、脂肪代谢异常。久病可引起多系统损害，导致眼、肾、神经、心脏、血管等组织器官的慢性进行性病变，引起功能缺陷及衰竭。病情严重或应激时还可发生急性代谢紊乱，如出现酮症酸中毒、高渗性昏迷等。

糖尿病的病因和发病机制较为复杂，至今尚未完全阐明，在不同类型糖尿病之间，其病因不尽相同，即使在同一类型中也存在着异质性。目前公认糖尿病不是单一病因所致的疾病，而是复合病因的综合征。糖尿病的发病与遗传、自身免疫及环境诸多因素有关。从胰腺胰岛 B 细胞合成和分泌胰岛素，经血液循环到达体内各组织器官的靶细胞，与特异受体结合，引发细胞内物质代谢的效应，在这个过程中任何一个环节发生异常，均可导致糖尿病。

糖尿病以多饮、多尿、多食及体重减轻（三多一少）为主要临床表现，是一种临床常见病、多发病，也是引发心脑血管、周围神经以及肾脏、眼部等病变的最危险因素。随着人们物质生活水平的不断提高以及生活方式的改变，糖尿病的发病率呈逐年上升之趋势。据报道,目前我国糖尿病患者已达 1. 14 亿,同时还有众多的"后备军",昔日的"富贵病"已经蔓延成一种大众化的慢性病。糖尿病使患者的生活质量降低,寿命缩短,病死率增高,严重危害着人们的健康和生命,因此应积极防治。

二、糖尿病对人体有哪些危害?

咨询:我是个农民,今年 62 岁,平时并没有什么不舒服,几天前儿女出于孝心让我到县医院检查身体,说是没病早防,有病早治,这一检查不当紧,医生说我血糖高,患了糖尿病,若不及时治疗容易引发冠心病、脑梗死等,我想知道**糖尿病对人体有哪些危害?**

解答:糖尿病对人体的危害是显而易见的,了解糖尿病对人体的危害,对您来说是十分必要的。糖尿病本身并不可怕,可怕的是它的各种并发症,有相当一部分糖尿病患者是先出现了并发症状到医院检查,才发现糖尿病的。糖尿病对人体的危害,主要在于因长期病情控制不佳而引发的各种急慢性并发症。有调查表明,50%的失明是由糖尿病引起的,50%的心脑血管病是由糖尿病引起的,60%的慢性肾功能衰竭是由糖尿病引起的,30%的截肢是糖尿病引起的。

糖尿病的急性并发症主要有酮症酸中毒和高渗性昏迷。糖尿病酮症酸中毒引起高血糖、高血酮、酮尿、脱水、电解质紊乱和代谢性酸中毒,严重者可导致昏迷,甚至危及患者生命。高渗性非酮症性糖尿病昏迷者出现严重脱水、高血糖,但无酮症,如不能及时发现加以治疗和控制,很快会发展到嗜睡、神志淡漠,以至昏迷。这两种情况最多见于病情严重的糖尿病患者尤其是老年患者,且病死率高,必须早期发现,积极抢救。

糖尿病的慢性并发症概括起来主要有侵及大血管、微血管、神经系统以及合并感染等。大血管的并发症有脑血管病、心血管病以及肢体外周动脉硬化,脑血管病以缺血性脑血管病为多，可引起脑梗死、脑出血等，心血管病变包括冠心病、心肌梗死等，肢体外周动脉硬化常以下肢动脉病变为主，表现为肢体疼痛、感觉异常，严重供血不足会导致肢端坏疽，甚至会造成截肢。

微血管的并发症主要有肾脏病变和视网膜病变。肾脏病变可有蛋白尿、高血压、水肿，晚期则可能发生肾功能不全。视网膜病变早期仅有视网膜的微血管瘤，随后可出现血管出血、水肿，出现新生血管，晚期可致出血、视网膜剥离，甚至发生失明等严重后果。此外糖尿病还可引起白内障、青光眼、屈光不正等多种眼病。

神经系统的并发症则主要有感觉神经病变、运动神经病变和自主神经病变等。感觉神经病变主要表现有疼痛、麻木和感觉过敏；运动神经病变主要表现为单神经麻痹引起的运动障碍，局部肌肉可有萎缩；自主神经病变则主要表现有出汗异常、血压及心率变化、尿失禁和(或)尿潴留、腹泻和(或)便秘及阳痿等。

由于糖尿病患者机体抵抗力低下，而且血糖高于正常值，对细菌起到一个类似培养基的作用，因此糖尿病患者更容易合并各种感染。如糖尿病合并肺结核，易发生皮肤化脓性感染、疖、痈，有时引起败血症等严重后果。

糖尿病的并发症涉及人体的心、脑、肾、眼、皮肤、神经等各个方面，可以说无处不到，从头到脚全身都会受影响，其危害是严重的，所以要早期发现，早期治疗，严格控制，以预防各种并发症的发生和发展。

三、为什么不必恐惧糖尿病?

咨询:我是个农民，刚查出患有糖尿病，我知道糖尿病的危害，我们村的老张因为糖尿病不仅整天吃药，地里活也不能干了，李大爷患糖尿病后没有坚持吃药，后来眼睛又失明了，我现在是很担心，可县医院的医生说不必恐惧糖尿病，请问**为什么不必恐惧糖尿病?**

解答:您的担心不是没有道理,因为糖尿病是严重危害人们健康和生活质量的常见病、多发病,也是引发心脑血管、周围神经以及肾脏、眼部等病变的最危险因素,糖尿病本身并不可怕,可怕的是其并发症。

和那些得了糖尿病却满不在乎,不进行规范治疗的人正相反,一些人在被诊断得了糖尿病后,和您一样,情绪和心态都发生很大变化,担心害怕,唯恐出现并发症,十分恐惧。其实糖尿病虽然不能彻底治愈,但也不必恐惧,因为糖尿病是完全可以被控制的。

早期轻症糖尿病病人,通过积极地调整生活方式,纠正不良的生活习惯,随着精神压力的解除、情绪上的愉悦,大多数人的血糖可以恢复正常。而且只要控制好不出现并发症,病人照样可以健康长寿。对一些肥胖比较明显的 2 型糖尿病病人,早期经过口服药物或胰岛素治疗,并坚持饮食控制和运动锻炼,体重明显下降,即使停用了降糖药物,一些人的血糖也完全可以暂时保持正常。即使是通过饮食控制和减肥也控制不了的高血糖,通过目前的医学手段和病人的良好配合,也可以使糖尿病得到良好的控制。

对糖尿病患者来说,药物治疗只是一个方面,血糖的稳定是建立在饮食、运动、药物、情绪等因素相互平衡的基础上的,只要注意了这几点,同时坚持病情检测,完全能够控制好血糖,只要血糖控制在较好的水平,出现并发症的可能性就会明显降低,所以说不必恐惧糖尿病。当然,糖尿病也是终身性疾病,在治疗上必须做好持久战的思想准备,学会与糖尿病"和平共处"。

四、哪些人容易患糖尿病?

咨询:我是某运输公司的会计,我知道体型肥胖者、有遗传因素者容易患糖尿病,而我既不肥胖,家族中也没有糖尿病患者,不久前也被查出血糖偏高,医生说属于糖尿病前期,若不注意很容易发展为糖尿病,这使我很迷惘,我想知道

到底**哪些人容易患糖尿病**?

解答:容易患糖尿病的人在医学上叫糖尿病的高危人群,除您所说的体型肥胖者、有遗传因素者外,还有缺乏运动者、年龄偏大者、饮食失调者、脑力劳动者以及有过血糖不正常者:

(1)缺乏运动者　　运动锻炼能预防肥胖、高血压、高脂血症、糖尿病等,缺乏运动锻炼,几乎不运动或很少运动,容易增重肥胖,大大增加了糖尿病发病的危险性。

(2)体型肥胖者　　肥胖是糖尿病的重要危险因素之一,成人糖尿病病人中,有60%～80%发病前都属肥胖者。肥胖的定义是:超重(体重指数大于24千克/平方)或肥胖(体重指数大于28千克/平方)和(或)向心性肥胖(男性腰围大于90厘米,女性腰围大于85厘米)。(体重指数＝体重(千克)/身高的平方)

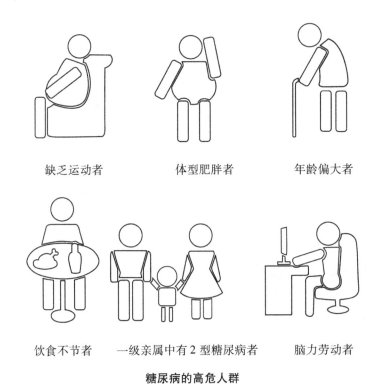

缺乏运动者　　　　　　体型肥胖者　　　　　　年龄偏大者

饮食不节者　　一级亲属中有2型糖尿病者　　脑力劳动者

糖尿病的高危人群

（3）年龄偏大者　　糖尿病多见于中老年人,大多数 2 型糖尿病病人都是 40 岁以后发病,年龄偏大者容易患糖尿病是显而易见的。

（4）饮食不节者　　饮食不讲究科学,每餐总是吃得过饱,常下馆子大吃大喝,喜欢吃油腻的食物,用餐不规律(如饥一顿饱一顿),吃糖太多、经常饮用含糖饮料,以及嗜好烟酒等,也容易患糖尿病。

（5）遗传因素　　糖尿病受遗传因素影响是明确的,如果家庭一级亲属(父母或兄弟姐妹)中有人患糖尿病,那么他(她)患糖尿病的危险性就增加,当然有糖尿病家族史不等于一定会患糖尿病。

（6）脑力劳动者　　从事脑力劳动者大脑长期处于紧张状态,加之缺少锻炼,体力活动较少,较体力劳动者更易患糖尿病。

此外,有过血糖不正常者、患过妊娠糖尿病者,以及高脂血症者、高血压病患者等,均可影响机体正常的糖代谢而容易患糖尿病。

五、引起血糖升高的原因有哪些?

咨询:我是邮政局的一名职工,今年 43 岁,不胖不瘦,平时并无不舒服的感觉,1 个月前单位体检时发现血糖高于正常,我很担心患糖尿病,不过之后连续复查两次血糖都在正常范围,医生说我属暂时性的血糖升高,我想了解一下<u>引起血糖升高的原因有哪些?</u>

解答:您不必过于担心,暂时性的血糖升高很常见,不能与糖尿病相提并论,引起血糖升高的原因是多种多样的。

人体血液中所含的葡萄糖称为血糖。血糖是人体活动能量的主要来源,其中全身总热能的 60% ～ 70% 是由膳食中的糖类供给的。在正常情况下,血糖保持动态平衡,空腹血糖 3.9 ～ 6.1 毫摩/升,进食后 2 小时血糖最高不超过 7.0 毫摩尔/升。

正常人体内血糖的来源有 3 条途径。其一是外源性,从饮食中摄取的糖类,通过胃肠道消化吸收入血液;其二是内源性,从储存的肝糖原、肌糖原中分解补充;其三是糖原异生,蛋白质、脂肪通过糖的异生分解作用,转变成游离葡萄糖释放入血液中。上述途径又受内分泌激素的调节,使血糖处于一个平衡的状态,胰岛素能使血糖浓度下降,而肾上腺皮质激素、胰高血糖素等则能使血糖上升。精神紧张、饮食不调、长期应用激素以及各种应激状态等,均可使内分泌激素调节失衡,而引发血糖升高。将引起血糖升高的原因归纳起来,主要有以下几个方面:

(1)精神紧张　　精神紧张可影响内分泌功能,刺激肾上腺素分泌使其增加,导致血糖升高。

(2)饮食不调　　饥饱失常也是引起血糖升高的原因之一,饮食过量时使血液中游离的葡萄糖增多,血糖升高。而饥饿时可反射性地促进糖的异生,也可引起血糖增高。

(3)应激状态　　如在剧烈运动、疼痛、全身麻醉、外伤、寒冷、疲劳、感染等应激的情况时,体内某些激素如生长激素、肾上腺素、肾上腺皮质激素及胰高血糖素分泌增多,加速糖原分解,导致血糖升高。

(4)某些疾病影响　　如患有甲状腺功能亢进症、肢端肥大症、库欣综合征、嗜铬细胞瘤、胰腺瘤、胰腺癌等疾病时,也可引起血糖升高。

(5)激素影响　　长期应用激素类药物,亦可影响机体的内分泌系统,使内分泌激素调节失衡,而引发血糖升高。

由上可以看出,引起血糖升高的原因是复杂多样的,仅有一次血糖水平的增高是不能诊断为糖尿病的,要确诊糖尿病,须进一步反复多次检查空腹血糖及尿糖,必要时还需做葡萄糖耐量试验、胰岛素释放试验以及 C 肽测定等。

六、糖尿病有哪些类型？

咨询:我是一位糖尿病患者,希望能够多了解一些有关糖尿病的知识,以前我只知道糖尿病这个病名,患病后得知糖尿病有多种类型,比如我患的是 2 型糖尿病,我的朋友说他的儿子患有 1 型糖尿病,还听说有妊娠糖尿病等,我很想知道究竟**糖尿病有哪些类型?**

解答:不同类型糖尿病的发病方式、治疗方法和预后等是不尽一样的,为了开展流行病学和临床研究,同时对疾病进行临床控制,医学上通常将糖尿病分为 4 种类型,即 1 型糖尿病、2 型糖尿病、妊娠糖尿病和其他类型糖尿病。

(1)1 型糖尿病　　包括免疫介导 1 型糖尿病和特发性 1 型糖尿病。免疫介导 1 型糖尿病是由于胰岛 β 细胞发生细胞介导的自身免疫性损伤引起的,特发性 1 型糖尿病是在某些人种所见的特殊类型,无明显病因可循,遗传性很强,存在永久性的胰岛素缺乏,并有酮症倾向,却没有自身免疫学证据。在我国,1 型糖尿病病人约占糖尿病病人总数的 5% ,这种病人儿童和青少年较多,但也可发生于任何年龄。由于 1 型糖尿病患者胰腺中能产生胰岛素的细胞被破坏了,不能产生胰岛素,常导致胰岛素绝对缺乏,所以需胰岛素替代治疗。

(2)2 型糖尿病　　这是糖尿病最常见的一种类型,在我国,90% 以上的糖尿病都为 2 型糖尿病。2 型糖尿病的主要病理生理改变从以胰岛素抵抗为主、伴胰岛素分泌不足到以胰岛素分泌不足为主、伴胰岛素抵抗,表明其异质性,可能包含许多不同病因者。2 型糖尿病可发生在任何年龄,但多见于成人,其中 40 岁以后起病者居多,但近年来发病有低龄化的趋势。此类病人中约有 60% 体重超重或肥胖,有糖尿病家族史的人容易发生 2 型糖尿病,遗传因素在 2 型糖尿病发生中起到非常大的作用。2 型糖尿病多数发病缓慢,症状相对较轻,半数以上无任何症状,一些患者因慢性并发症、伴发病或仅于健康检查时发现。

2 型糖尿病在早期不需要用胰岛素治疗,可以根据病情使用不同的口服降血糖药物。当然,随着病情的变化,有些 2 型糖尿病病人也需要用胰岛素进行治疗,以控制代谢紊乱。

(3)妊娠糖尿病　　这是糖尿病常见类型中的一种,妊娠过程中初次发现的任何程度的糖耐量异常,不论是否需用胰岛素或单用饮食治疗,也不论分娩后这一情况是否持续,均可称之为妊娠糖尿病,这不包括妊娠前已知的糖尿病患者,后者应称为"糖尿病合并妊娠"。妊娠糖尿病患者中可能存在其他类型糖尿病,只是在妊娠期间显现出来,因此应在产后 6 周以上给予复查,重新按常规诊断标准再行确认其归属。

妊娠糖尿病对母亲和胎儿都有影响,但胎儿的生长发育受到的影响更大。妊娠糖尿病对母亲和胎儿的危害主要表现在以下方面:

(1)胎儿发生出生缺陷的可能增加,糖尿病孕妇生出的孩子发生出生缺陷的可能性是非糖尿病孕妇的 2 ~ 3 倍。

(2)糖尿病孕妇生巨大婴儿的可能性是非糖尿病孕妇的 10 倍,约 1/4 的糖尿病孕妇生出体重超过 4 千克的巨大婴儿。巨大婴儿体重虽高,却十分脆弱,并不健康,而且巨大婴儿造成难产的可能性增加。

(3)糖尿病孕妇孩子的死亡率也较非糖尿病孕妇高。

(4)因孕妇自然生产的危险较大,接受剖宫产的可能性增加。

(5)孩子出生后血糖虽然可恢复正常,但一部分女性今后发生糖尿病的危险性增高。

提醒每一位受孕的妇女在妊娠 24 ~ 28 周时,都要主动到医院检查是否患有妊娠糖尿病,以便自己和孩子能够及时获得必要的保护。

除上述 1 型糖尿病、2 型糖尿病、妊娠糖尿病之外,还有一些诸如胰岛 B 细胞功能遗传性缺陷、胰岛素作用遗传性缺陷等引发的其他类型的糖尿病,这类糖尿病比较少见。

七、糖尿病会遗传吗?

咨询:我姥姥 10 年前因糖尿病并发冠心病心肌梗死去世,我妈妈今年 58 岁,6 年前检查出患有糖尿病,我今年 36 岁,自我感觉身体还不错,但不久前单位体检时也查出血糖偏高,我们姐妹几个都很担心糖尿病会遗传,也会患上糖尿病,请问**糖尿病会遗传吗?**

解答:不少糖尿病患者的亲属都问过这个问题,这里可以告诉您,糖尿病的遗传因素是明确的,如果家庭一级亲属(父母或兄弟姐妹)中有人患糖尿病,那么他(她)患糖尿病的危险性就增加,当然您姐妹几个也不必过于担心,遗传因素只是糖尿病诸多发病原因中的一个方面,有糖尿病家族史不等于一定会患糖尿病,只是比没有糖尿病家族史的其他人患此病的概率更高一些。

有资料表明,糖尿病患者亲属中糖尿病的发病率比非糖尿病者的亲属高 4 ~10 倍,有糖尿病家族史者发生糖尿病的危险性较无糖尿病家族史者高 2.4 倍。40 岁以前发病的 1 型糖尿病患者中单卵双生的糖尿病的发病一致率达 30% ~50%,而双卵双生的 1 型糖尿病的发病率较单卵双生的发病率低。大量研究表明,有糖尿病家族史、父母患有糖尿病以及原来已患有高血压、高脂血症、冠心病、肥胖症等疾病者都容易患糖尿病。这里需要说明的是,许多人混淆了遗传病和遗传倾向这两个概念,糖尿病不是遗传病,但有遗传倾向,正如以上所说,遗传易感性在糖尿病的发病中起着重要的作用,遗传危险因素是多基因模式,不是每一个存在危险基因的人都会患糖尿病,糖尿病的发病是多种基因和环境因素共同作用的结果。

八、糖尿病的主要发病原因有哪些?

咨询:我患糖尿病已多年,长年吃药,多次住院,不仅增加了家庭的经济负担,还严重影响日常生活和工作,我的家人也很担心会不会患上糖尿病,那样的话太可怕了,所以我想知道**糖尿病的主要发病原因有哪些?**

解答:您的想法是正确的,糖尿病是一种全身受害、难以根除的慢性病,了解糖尿病的发病原因,采取切实可行的措施预防,十分必要。

糖尿病的发病原因一直是全世界糖尿病研究者关注的问题,尽管糖尿病的病因至今尚未完全阐明,但经过几十年的研究,一致认为糖尿病不是单一病因所致的疾病,而是复合病因的综合征。糖尿病的发病原因有遗传因素、环境因素等,归纳起来主要有以下几个方面:

(1)感染因素　　1 型糖尿病与病毒感染有密切关系。感染本身虽然不会诱发糖尿病,却可以使隐性的糖尿病得以对外显现出来。

(2)肥胖因素　　肥胖是诱发 2 型糖尿病的最重要因素之一。肥胖有家族遗传倾向,也与生活富裕、饮食不合理、体力劳动减少有关。肥胖患者的胰岛素分泌相对不足,胰岛素受体减少,对胰岛素的敏感性减弱,从而易于发生糖尿病。

(3)饮食因素　　饮食结构不合理,嗜食肥甘油腻及甜食,长期饮酒等,不仅可导致肥胖,也是促发糖尿病及其并发症的一个重要因素。

(4)妊娠因素　　妊娠次数与糖尿病的发生有关,多次妊娠易使遗传因素较弱者或具有易感体质者发生糖尿病。妊娠过程中血糖异常升高及发生妊娠糖尿病的孕妇以后罹患糖尿病的可能性也高。

(5)遗传因素　　糖尿病具有家族遗传性,有调查发现,40 岁以前发病的 1型糖尿病患者中单卵双生的糖尿病的发病一致率达 30% ～50% ,而双卵双生的 1 型糖尿病的发病率较单卵双生的发病率低。糖尿病患者的亲属的发病率比非糖尿病者的亲属高 4～10 倍,以上均说明糖尿病的发病与遗传有关。

(6)体力活动　　体力劳动不足也是 2 型糖尿病的发病因素,生命在于运动,缺乏必要的运动,必然容易导致肥胖,使患糖尿病的概率大大增加。

(7)其他因素　随着社会的发展,生活节奏的加快,人们承受各种应激的机会增多,情绪紧张、波动,过度的长期心理压力,突然发生的创伤,不合理的用药等原因都能诱发糖尿病。

九、吸烟对糖尿病患者的危害有哪些?

咨询:我今年 52 岁,有近 30 年的烟龄,每天吸烟 20 支左右,半年来出现口干渴、小便增多,2 周前到医院检查,测空腹血糖 14.8 毫摩尔/升,确诊为糖尿病,医生说吸烟对糖尿病患者危害很大,让我戒除吸烟,我想进一步了解**吸烟对糖尿病患者的危害有哪些?**

解答:医生让您戒烟是十分必要的。当我们拿起烟时,会发现在烟盒上都印有"吸烟危害健康"的警告,吸烟的危害性是显而易见的,但我国当今烟民仍众多,其中不乏糖尿病患者吸烟者。吸烟对糖尿病患者的危害是多种多样的,归纳到一点,可以说糖尿病患者吸烟等于慢性自杀。

吸烟可以刺激肾上腺素的分泌,使心跳加快、血压升高,血糖升高,对糖尿病有直接危害;大量吸烟可抑制和麻痹神经,诱发神经并发症;烟中的尼古丁能损害动脉内膜,导致动脉粥样硬化的斑块形成;尼古丁还能促使血管收缩,诱发心绞痛;吸烟可对呼吸道黏膜有直接刺激作用,破坏呼吸道防御功能,易诱发呼吸道感染,使糖尿病恶化;如果烟酒共进,留在口、鼻、喉、肺中的致病物质就会在酒精的作用下迅速分解,更易进入体内,危害性更大。

糖尿病患者如果长期吸烟不能戒除,不仅影响神经系统功能,烟草中的烟碱会刺激体内的肾上腺素分泌等,直接导致血压升高和血糖波动,使血糖控制难上加难,促使糖尿病进一步发展。吸烟还影响机体脂类物质的代谢,导致血脂异常,而糖尿病本身容易导致高密度脂蛋白胆固醇降低,吸烟会进一步推动这一过程,进而诱发心脑血管疾病。同时吸烟还会给血管内膜造成损伤,使血管壁阻力增大,促进糖尿病患者大血管和微血管并发症的发生。

糖尿病患者若长期控制不好血糖,很容易产生包括大血管、小血管病变在内的多种并发症,血管病变可以出现诸如下肢动脉血管闭塞、冠状动脉粥样硬化性心脏病、高血压病、脑卒中等并发症,如果糖尿病患者再有吸烟的嗜好,将会成倍增加患这些并发症的风险,如果不想因高血压病、心肌梗死、心绞痛而卧床不起,如果不想因脑卒中而半身不遂,如果不想因下肢动脉血管闭塞而彻夜疼痛难眠,如果想要提高生活质量、延长寿命的话,糖尿病患者必须拒绝香烟的诱惑,戒除吸烟。此外,吸烟还能引起慢性咳嗽、支气管炎、肺气肿和肺癌,引起消化不良、腹泻、食欲不振、味觉减退,引起手颤、肌肉紧张等。

由上不难看出,吸烟确实危害健康,吸烟对糖尿病患者、对健康人都有很大的危害,希望糖尿病患者一定要注意戒烟。

十、糖尿病患者为什么容易血脂高?

咨询:我的同事刘老师,体型肥胖,他患糖尿病已多年,同时伴有高脂血症,我今年49岁,身体并不肥胖,2年前经检查确诊患有糖尿病,并且血脂也较高,我听人们说糖尿病患者容易出现血脂高,我不明白,**糖尿病患者为什么容易血脂高?**

解答:这里首先告诉您,糖尿病患者确实容易血脂高。糖尿病是由于机体胰岛素绝对或相对不足而引起血糖异常升高的疾病,很多糖尿病患者不但血糖水平升高,血脂水平也常升高,这是因为胰岛素不仅控制着血糖的高低,而且还是机体脂肪和蛋白质代谢的主要调控因素,胰岛素不足可使脂质贮存减少、好胆固醇减少,同时高血脂和高血糖相互影响,所以糖尿病患者往往伴有血脂代谢紊乱,出现通常我们所说的"高血脂"。

(1)胰岛素不足使脂质贮存减少　　胰岛素对血脂的调控,主要通过2条途径,其一是胰岛素可以抑制人体内的脂肪组织向血液中分解释放脂肪酸,其二是胰岛素可以促进脂肪组织从血液中摄取多余的脂质并贮存起来,使血脂保持在正常范围。糖尿病患者由于胰岛素绝对或相对不足,对血脂的调控作用无法正常发挥,脂肪组织分解释放脂肪酸的活动得不到抑制,摄取和贮存多余脂质的能力得不到促进,导致脂质贮存减少,分解加强,使进入血液的脂质增多,引发高血脂。

(2)胰岛素不足导致"好胆固醇"减少　　血液中的脂质要靠高密度脂蛋白来代谢,一个高密度脂蛋白分子可以"运输"5～6个低密度脂蛋白或三酰甘油分子到肝脏进行分解处理,最终排出体外,因此高密度脂蛋白被称为"好胆固醇"。高密度脂蛋白在人体血液中的浓度与胰岛素的浓度有关,糖尿病患者体内的胰岛素绝对或相对不足,血液中的高密度脂蛋白浓度会随之相应下降,这是因为胰岛素缺乏会导致脂蛋白脂酶活性低下所致。高密度脂蛋白必须在脂蛋白脂酶的作用下才能由极低密度脂蛋白转化而来,脂蛋白脂酶活性下降,极低密度脂蛋白转化为高密度脂蛋白的量就会减少,从而致使一部分低密度脂蛋白和三酰甘油无法被运送到肝脏代谢而留在血液中,血液中的总胆固醇或三酰甘油等指标就会超出正常范围,引发高血脂。

(3)高血脂和高血糖相互影响　　糖尿病患者由于胰岛素缺乏会引发高血脂,同样高血脂也会诱发糖尿病或加重糖尿病的病情,二者相互影响。血液中的三酰甘油、低密度脂蛋白等脂质增高以后,会在肝脏、肌肉、皮下、腹腔里堆积起来,还有一部分会变成血游离脂肪酸。血游离脂肪酸有2大危害,第一会引起胰岛素抵抗,即过多的血游离脂肪酸可通过抑制肌肉组织等对葡萄糖的利用,促进肝脏将非糖物质如脂类、蛋白质转化成糖(医学上称糖异生),使胰岛素不能有效发挥作用;第二会引起分泌胰岛素的胰岛B细胞功能障碍,因为血游离脂肪酸可以与葡萄糖相互制约,抑制胰岛素的合成和分泌,三酰甘油在 B 细胞内堆积可引起胰岛素分泌功能受损和 B 细胞凋亡,加重糖尿病病情。

另外,血液中增高的三酰甘油和低密度脂蛋白等会沉积在血管壁上,损伤血管内皮并逐渐形成粥样硬化斑块,进而引发一系列血管病变,导致糖尿病并发症的发生。

高血脂和高血糖是相互影响的,虽然调控血糖在一定程度上能改善血脂,但要达到理想的水平,还需要调血脂药进行干预治疗。所以,糖尿病与血脂代谢的治疗状况已经成为目前糖尿病患者病情控制优劣的重要标准。

十一、为什么糖尿病最易累及患者的心脑血管?

咨询:我今年65岁,10年前检查发现患了糖尿病,5年前开始出现冠心病心绞痛,3个月前又因急性脑梗死住院治疗,人们都说糖尿病最易累及患者的心脑血管,这些在我身上也都有表现,我不知道其中的原因,请告诉我**为什么糖尿病最易累及患者的心脑血管?**

解答:一旦罹患糖尿病,面对的不仅仅是糖尿病本身的危害,如果血糖控制不好,还将面临心脑血管病变、肾病、周围神经病变、眼病、下肢血管病变以及酮症酸中毒、高渗性昏迷等诸多并发症的侵袭,而且这些并发症远比糖尿病本身凶险。

据世界卫生组织统计,糖尿病的并发症可达100种以上,死亡率最高的并发症是心脑血管病变,占50%以上。糖尿病患者患心脑血管病的可能性是普通人群的2~4倍,出现心肌梗死、脑梗死后遗症的危险是普通人群的2~8倍。糖尿病之所以最易累及患者的心脑血管,主要与高血糖损伤血管内皮、高血糖促使粥样硬化斑块破裂及高血糖破坏心脑微血管有关。

(1)高血糖损伤血管内皮 糖尿病患者之所以容易并发心脑血管病,根本原因是血管内皮受损,这正是心脑血管发病的初始环节。有研究显示,糖尿病患者的血管健康状况普遍较差,这是血糖过高所直接导致的结果。糖尿病是一种全身慢性进行性内分泌代谢性疾病,患病后会导致人体内糖、脂肪、蛋白质、水及电解质等的代谢紊乱,以高血糖为主要特征,而血液中长期持续性的高血糖、高血脂会对动脉血管的内皮细胞以及连接细胞的介质造成"侵蚀",致使血管内皮细胞坏死脱落,细胞间的联结被破坏,血管内皮也就变得不再光滑平整。血管壁变得坑坑洼洼,在内皮受损的部位上,血脂、血小板等凝结集聚,变成了附着在血管壁上的斑块,使动脉血管变硬,并且越来越狭窄,阻碍心脑血液供应,从而引发心脑血管病。

(2)高血糖促使粥样硬化斑块破裂　　许多危险因素都可以诱发血管中形成的斑块破裂,在医学上叫心脑血管病急性事件,如吸烟、饮酒、肥胖等,糖尿病也是危险因素之一,高血糖刺激斑块破裂则是糖尿病引发心脑血管急性事件的主要原因。斑块在不破裂的时候,可以堵塞血管,造成心脑供血不足,而在受到情绪激动、剧烈运动、酗酒、寒冷、高血脂、高血糖的刺激时,斑块包膜就会破裂,释放出来的脂质、斑块碎块与血液中的血小板形成血栓,随血流运行,可以在顷刻间彻底堵塞住血管,如果堵住冠状动脉就会发生急性心肌梗死或猝死,堵住脑血管就会出现脑梗死。所以心脑血管急性事件最易"找上"糖尿病患者。

(3)高血糖破坏心脑微血管　　研究发现,糖尿病并发之心肌梗死、脑梗死患者在溶栓、介入治疗后出现后遗症的风险远远大于普通的心肌梗死、脑梗死患者,专家认为这是心脑组织中的微血管被高血糖破坏的结果。血液营养心脑组织,就必须先从大血管进入微血管,再经过微血管进入心脑组织,一般的溶栓、介入只能开通大血管,不能解决心脑微血管堵塞不通的问题,所以造成了许多心肌梗死、脑梗死患者长期不能恢复,遗留心功能衰竭、半身不遂、语言不利等后遗症。

十二、糖尿病患者为什么容易骨折?

咨询:我同家属院的老李,是糖尿病老病号,因为不慎跌倒骨折,现在是卧床不起,我姐夫患有糖尿病,前几天因不慎跌倒骨折住院了,似乎糖尿病很容易骨折,我也患有糖尿病,很担心一不小心也骨折,请问糖尿病患者容易骨折吗? **糖尿病患者为什么容易骨折?**

解答:糖尿病患者确实比普通人容易骨折。糖尿病多发于中老年人,骨质疏松是中老年人容易骨折的主要原因,糖尿病患者之所以容易骨折,与骨质疏松密切相关。虽然糖尿病性骨质疏松的发病机制尚未完全清楚,但通常认为主要有以下三个方面的原因。

(1)大多数学者认为,胰岛素是软骨和骨生长的调节因子,对软骨和骨的形成有直接刺激效应,能激发糖蛋白及胶原蛋白的合成,还参与骨矿化效应,对钙的吸收和骨矿化可起间接作用,因此胰岛素缺乏是造成糖尿病性骨质疏松的主要原因之一。

(2)糖尿病患者长期呈高血糖状态时,大量钙、磷、镁从尿中排出。糖尿病患者尿钙丢失的主要原因是由于肾小管滤过率增加,对钙等矿物质的重吸收减少。肾脏在丢失钙、磷的同时,骨皮质中含有的成分镁也同时丢失,呈低血镁状态,可刺激甲状旁腺,使其功能相对活跃,引起骨吸收增加,骨量减少。骨基质形成受损可能是成骨细胞数量减少或每个成骨细胞活性降低的原因,而成骨细胞活性与破骨细胞活性之间的不平衡是引起骨质疏松的主要原因,由上可以看出糖尿病患者更容易出现骨质疏松,容易骨折也就不难理解了。

(3)骨代谢紊乱还与维生素 D 代谢异常、钙调激素、降钙素的影响有密切关系,而糖尿病患者还容易出现维生素 D 代谢异常以及影响钙调激素、降钙素等,这也是糖尿病患者容易出现骨质疏松进而骨折的原因。

十三、什么是糖尿病并发症? 有哪些糖尿病急性并发症?

咨询:我患糖尿病已多年,前几天因为腹泻后出现昏迷,被送到医院急救,随后确诊为糖尿病合并酮症酸中毒,医生说是出现了糖尿病的急性并发症,糖尿病急性并发症病情急重,处理不当可危及生命,我想问的是**什么是糖尿病并发症? 有哪些糖尿病急性并发症?**

解答:一种疾病发生、发展过程中引起的另一种疾病或症状叫并发症。所谓糖尿病并发症,就是指伴随着糖尿病而发生的疾病或症状。糖尿病本身并不可怕,可怕的是它的各种并发症,糖尿病对人体的危害,主要在于因长期病情控制不佳而引发的各种急、慢性并发症。病来得很急,病情也十分凶险的糖尿病并发症为糖尿病急性并发症;病来得缓慢,但长久存在的糖尿病并发症为糖尿病慢性并发症。

当糖尿病病情控制不理想时,容易引起以下一些常见的糖尿病急性并发症。

(1)糖尿病低血糖反应,糖尿病性低血糖昏迷。

(2)糖尿病酮症,糖尿病酮症酸中毒。

(3)糖尿病非酮症性高渗性昏迷。

(4)糖尿病乳酸性酸中毒及昏迷。

(5)糖尿病并发各种感染,如皮肤化脓性感染(疖、痈、毛囊炎),肺部感染,泌尿系感染,胆囊炎等。

由于糖尿病急性并发症来得很急,病情也十分凶险,处理不及时就会危及生命,所以对糖尿病急性并发症的特点要有所了解和认识,做好预防工作。糖尿病患者的家人也要学习对糖尿病急性并发症进行正确救治的知识,以便病人一旦发生糖尿病急性并发症,可以及时将其送医院,并能在医护人员抢救之前采取正确的措施,为医生挽救病人的生命争取时间。糖尿病病人外出时,也应注意随身携带糖尿病身份卡,这样便于发生意外时提醒他人协助,起到救命的作用。

十四、常见的糖尿病慢性并发症有哪些?

咨询:我患糖尿病已多年,知道糖尿病本身并不可怕,可怕的是它的各种并发症,糖尿病对人体的危害,主要在于因长期病情控制不佳而引发的各种急、慢性并发症,以前您已给我讲过糖尿病的急性并发症,麻烦您再给我讲一讲**常见的糖尿病慢性并发症有哪些?**

解答:这里首先告诉您,您要切记糖尿病的慢性并发症有很多,熟悉其慢性并发症,并注意预防之,十分重要。

糖尿病引起的糖尿病慢性并发症,使多脏器出现慢性损害、功能减退,甚至衰竭,是糖尿病患者致死、致残的重要原因。需要说明的是,这里所讲的糖尿病慢性并发症,只是说这类并发症是缓慢形成的,不要理解成不会出现危急情况。糖尿病慢性并发症也会出现急性发作,如糖尿病并发冠心病和糖尿病并发脑血管病变急性发作时会分别发生叫作心肌梗死和中风的急症,这些急症的发生会危及生命,要对这些情况有足够的重视。

糖尿病引发的慢性并发症较多,可遍及全身各重要器官,与遗传易感性、高血糖、氧化应激、非酶糖化和多元醇代谢旁路、蛋白激酶 C 等多方面因素的相互影响有关,这些并发症可单独出现或以不同组合同时或先后出现,有时并发症在诊断糖尿病前业已存在。有些患者因这些并发症作为线索而发现糖尿病,大多数糖尿病患者死于心血管和脑血管动脉粥样硬化。糖尿病使心血管病的死亡概率增加 1.5 ~ 4.5 倍,所有原因的死亡概率增加 1.5 ~ 2.7 倍,因而被认为是心血管死亡的独立危险因素。

将糖尿病引发的慢性并发症归纳起来,常见的主要有:

(1)糖尿病并发冠心病 糖尿病患者容易出现高血糖、高血压和高血脂并存的状态,使冠状动脉更容易发生病变,所以糖尿病患者容易并发冠心病。糖尿病患者患冠心病的概率是血糖正常人的 2～3 倍,所以糖尿病患者一定要严格地将血糖、血脂和血压控制在正常水平,以避免心脏受到损害。

(2)糖尿病并发脑血管病变 临床研究发现,约有 70% 的糖尿病患者并发脑血管病前或多或少地出现近期(指发病前数分钟、数小时或数日内)先兆征象,先兆征象的出现常预示脑血管病发生的高度危险性,脑血管病的先兆征象是多种多样的,大凡糖尿病患者出现头晕头痛、肢体麻木、语言不清、视力减退、恶心呕吐、鼻出血等,应及时就诊,以排除是不是糖尿病并发脑血管病了。

(3)糖尿病眼病 糖尿病眼病是糖尿病最主要的并发症。长期处于高血糖状态,使眼睛的血管会受到伤害,引起眼睛的各种病变,如糖尿病性视网膜病变、糖尿病性色素膜病变、糖尿病性白内障、糖尿病性视神经病变、糖尿病性视网膜脂血症、糖尿病性青光眼、糖尿病性屈光改变等,其中最常见的糖尿病眼部并发症是糖尿病性视网膜病变。这些病变都会引起患者的视力减退甚至失明。所以糖尿病人如果出现眼睛看不清东西,要尽快到医院诊治,同时糖尿病患者应每年做眼睛检查以确定有无糖尿病眼病。

(4)糖尿病肾病 糖尿病肾病就是糖尿病引起的肾损害。糖尿病患者如果长期处于高血糖和高血压状态,给肾脏供血的血管会发生病变,肾脏也会接着发生病变,这种由糖尿病引发的肾病,称之为糖尿病肾病。糖尿病肾病是糖尿病最严重的并发症之一,也是导致糖尿病患者早死亡的重要原因。有统计表明,有 1/4～1/3 的糖尿病患者会患糖尿病肾病。为了能够及早发现糖尿病肾病,糖尿病患者应定期检测尿液,并注意血压的变化等。

（5）糖尿病足　　糖尿病足是糖尿病患者特有的临床表现,几乎所有糖尿病足的发生均由缺血、神经病变、感染3个因素协同作用而引起。长期处于高血糖状态的糖尿病患者下肢血管会受损伤,对下肢的血液供应不足,下肢神经、皮肤、肌肉、骨骼都会因此而发生病变,同时下肢的神经病变造成下肢的感觉不正常,容易受到损伤,脚部受到外伤或被细菌感染时,伤处就会长久恢复不好,甚至发生溃烂和骨骼畸形,这就叫糖尿病足,严重的糖尿病足患者最后往往不得不接受截肢手术而导致下肢残疾。

十五、避免糖尿病并发症发生的关键是什么?

咨询:我邻居老王,去年因为糖尿病并发冠心病急性心肌梗死去世了,我朋友孙某,前段时间因糖尿病并发脑梗死住院了,现在是瘫痪在床,我患有糖尿病,很担心出现老王、孙某那样的并发症,想采取一些预防措施,请问**避免糖尿病并发症发生的关键是什么?**

解答:您的想法是正确的,糖尿病本身并不可怕,糖尿病对人体的危害,主要在于因长期病情控制不佳而引发的各种急、慢性并发症。要避免糖尿病并发症的发生,关键是要持久、严格地将血糖控制在标准水平,因为糖尿病并发症与糖尿病病人的高血糖状态关系非常密切。

患了糖尿病,没能及时发现,也就不可能及时治疗,或者虽然治疗了,但是没有按照医生的要求进行规范治疗,以至病情长期控制得不好,病人就会长期处于高血糖状态。慢性糖尿病并发症是由病人的长期高血糖、高血压、血脂异常状态引起的,这是什么原因呢? 这主要是因为上述异常会使血管的内壁发生病变。如果将血管壁看作马路的话,血管中异常的葡萄糖和血脂就像撒在柏油马路上的碎石渣,碎石渣会不断损坏光滑的路面,使其变得粗糙,高血压则起到推波助澜的作用。当向心、脑、眼、肾脏、神经等器官供应血液的血管壁损坏时,这些器官的血液供应就会出现问题,相应的器官也就会发生病变,糖尿病并发症就发生了。由上可以看出,想避免糖尿病并发症的发生,就要对糖尿病早发现、早治疗,并且按照医生的要求规范治疗,将血糖、血压和血脂长期、稳定地控制在正常水平。

避免糖尿病并发症的发生,除了要尽早发现和规范治疗糖尿病,严格将血糖控制在正常水平外,还应注意以下问题:

(1)不可随意减少、增加和更换治疗糖尿病的药物。

(2)糖尿病患者如需接受手术、分娩等情况时,应特别注意控制好血糖。

(3)合理安排饮食与生活,避免过度劳累,戒除吸烟饮酒。

(4)注意多饮水,对于那些不注意喝水的老年人,更要提醒他们喝水。

(5)积极治疗感染性等疾病,如果发生感冒、尿道感染或小的外伤等,要及时找医生看病,防止由小病引起糖尿病并发症。

(6)按照医生的要求定期进行血糖监测及血压、血脂、尿酮体、体重等和糖尿病发生有关系的指标的监测(如表1),以及时掌握病情,尽早发现糖尿病并发症,及早给予治疗。

表1　糖尿病患者并发症及合并疾病的检查要求

检查项目	针对的 并发症	针对的合并 疾病	频率
体重/身高		超重/肥胖	每月1次
腰围		超重/肥胖	每月1次
血压		高血压	每月1次
空腹/餐后血糖			每月2次(1次空腹,1次餐后)
糖化血红蛋白[a]			在治疗之初每3个月检测1次,一旦达到治疗目标可每6个月检查1次
尿常规	糖尿病肾病		每6个月1次

续表

检查项目	针对的并发症	针对的合并疾病	频率
总胆固醇、高密度脂蛋白胆固醇、低密度脂蛋白胆固醇、甘油三酯		高脂血症	每年1次
尿白蛋白/尿肌酐[a]	糖尿病肾病		每年1次
血肌酐/尿素氮	糖尿病肾病		每年1次
肝功能		肝功能异常	每年1次
心电图	心脏、大血管并发症		每年1次
视力及眼底[a]	糖尿病视网膜病变		每年1次
足背动脉搏动	糖尿病足		每年4次
神经病变的相关检查	周围神经病变		每年1次

十六、什么是低血糖反应？糖尿病患者在什么情况下容易发生低血糖？

咨询：我是一位糖尿病患者，血糖控制得也很好，前天上午因感冒发热到医院就诊，不知为何突然出现头晕、多汗、心慌、烦躁，医生考虑为低血糖反应，给予口服糖水后很快恢复正常了，我想知道**什么是低血糖反应？糖尿病患者在什么情况下容易发生低血糖？**

解答：这里首先告诉您，低血糖反应在糖尿病患者中较为常见，应给予高度重视，以免出现意外。正常人空腹血糖浓度波动在一个较小的范围内，即3.9~6.0毫摩尔/升，当各种原因使血糖浓度<3.9毫摩尔/升时，容易引起诸多不适，由于低血糖所引起的心慌、多汗、手抖、烦躁、抽搐以至昏迷等一系列临床综合症状，即称之为低血糖反应。糖尿病患者在下列情况下容易发生低血糖，可诱发低血糖反应。

（1）胰岛素用量过大或病情好转后未及时减少其剂量；使用混合胰岛素

时,长、短效胰岛素剂量的比例不当,长效胰岛素比例过大,易出现夜间低血糖。

（2）注射胰岛素的部位对胰岛素量的吸收不一致,由于吸收时多时少,以致发生低血糖。

（3）注射胰岛素后没有按时进餐,或因食欲缺乏,没有吃够规定的饮食量。

（4）临时性体力活动量过大,没有预先减少胰岛素剂量或临时增加饮食量。

（5）注射时不小心,把胰岛素注射到皮下小静脉中。

（6）病情较重的糖尿病患者在病情不稳定期间,易出现低血糖。

（7）磺脲类口服降糖药用量过大是低血糖发生的主要原因。

（8）磺脲类口服降糖药,如优降糖、格列吡嗪、格列齐特等,与保泰松、阿司匹林、磺胺类药、普萘洛尔、吗啡、异烟肼等药物同时服用时,均可加强降血糖作用而引起低血糖。

（9）糖尿病患者妊娠早期或刚分娩后数小时内。

（10）糖尿病性肾病及慢性肾功能不全者,体内药物潴留时间延长,促使低血糖发生。

（11）自觉或不自觉的低血糖反应及低血糖昏迷,均会引起反应性高血糖,可持续数小时至数天之久,此时胰岛素用量过大,更易发生低血糖,使血糖不稳定程度加重。

十七、什么是糖尿病的三级预防?

咨询:我母亲患有糖尿病,天天吃药,还时不时住院,我知道糖尿病是严重危害人们健康和生活质量的常见病、多发病,也知道糖尿病有遗传因素,所以很担心自己得上糖尿病,听说糖尿病是可以预防和控制的,并且有三级预防,请问<u>什么是糖尿病的三级预防?</u>

解答：正像您所知道的那样，糖尿病是严重危害人们健康和生活质量的常见病、多发病，是有遗传因素的，同时糖尿病是可以预防和控制的，并且有三级预防，这里给您介绍一下什么是糖尿病的三级预防，希望对您有所帮助。

所谓糖尿病的三级预防，就是在还没有患糖尿病时、已患糖尿病时以及已经出现并发症时这三个阶段，筑起三道防线，采取切实可行的措施进行防治，以降低糖尿病发病的可能，有效控制糖尿病，防止病情继续恶化，保证患者的生活质量，延长其寿命。

一级预防也称为病前预防，是指采取各种行之有效的措施，让健康人、容易患糖尿病的人（即高危人群）和处于糖尿病前期的人避免患上糖尿病；二级预防即患病救治，是指对糖尿病患者做到早诊断、早进行规范化的治疗，控制好血糖，使病情稳定，防止其进一步发展；三级预防则是指患病后的管理，即通过对疾病的管理，控制好糖尿病及其并发症，避免、延缓和治疗糖尿病并发症，防止其引起的残废或死亡。

预防糖尿病的措施不是单一的，应当是综合的，包括健康教育和心理疗法、饮食疗法、运动疗法、药物疗法以及病情监测这五个方面，这五个方面为糖尿病防治的"五驾马车"，驾驭好这"五驾马车"，是落实防治糖尿病措施的最好体现。

十八、什么是控制糖尿病的"五驾马车"？

咨询：我是一糖尿病患者，以前总认为只要坚持服药治疗就可以了，但是药没有少吃，血糖总是控制得不好，半年前又出现了糖尿病肾病，有一医学科普讲座的教授说治疗糖尿病要驾驭好控制糖尿病的"五驾马车"，请告诉我<u>什么是控制糖尿病的"五驾马车"</u>？

解答：糖尿病是一种以血糖升高为特征，严重危害人们健康和生活质量的常见病、多发病,直至目前还没有彻底治愈糖尿病的药物和方法,但糖尿病是可防可治的,通过合理的治疗调养完全可以控制病情,防止和减少并发症发生。当然,不要以为治疗糖尿病就是服用降血糖药,血糖的稳定是建立在饮食、运动、药物、情绪等因素相互平衡的基础上,糖尿病的防治要采取综合性的措施。

防治糖尿病的综合措施可归纳为健康教育和心理疗法、饮食疗法、运动疗法、药物疗法以及病情监测五个方面,在我国这五个方面被形象地称为糖尿病防治的"五驾马车"。糖尿病患者如能驾驭好这辆由五匹"马"共同用力拉的"车子",就可以像健康人一样地工作、生活,照样能长寿。

(1)驾车的第一匹"马"是指糖尿病患者获得糖尿病相关知识和疾病自我管理技能的健康教育和心理调整,也就是通过学习,增加自己对糖尿病知识的认识并学会自我管理糖尿病的技能,减少缺乏糖尿病知识带来的伤害。通过适当的方式调整患糖尿病后的心态、减轻心理负担、建立治疗疾病的信心、改变不良的生活方式和进行合理的治疗,这样血糖往往更容易控制,并能取得较好的控制效果。

(2)驾车的第二匹"马"是指饮食疗法,也就是让吃东西科学起来,从而让糖尿病患者的病情得到一定程度的控制,有利于糖尿病的治疗和康复。可别小看了科学合理地控制饮食的作用,合理的膳食不仅可以预防糖尿病,还可帮助糖尿病患者控制血糖,任何时候饮食疗法在糖尿病的控制上都起到决定性的作用,而且科学合理的饮食对高脂血症、高血压病、肥胖症、冠心病这些经常和糖尿病共存的疾病都有预防控制作用。

(3)驾车的第三匹"马"是指运动疗法,就是通过科学适量的运动来让糖尿病的病情得到一定程度的控制。适当、适量的运动不但可以保证血糖不升高,对高脂血症、高血压病、肥胖症、冠心病这些经常和糖尿病共存的疾病也有明显的控制作用。

(4)驾车的第四匹"马"是指根据每位糖尿病患者的具体情况制定的药物

治疗方案。有了健康教育和心理调整、饮食控制、运动治疗后,若血糖控制还不理想,就需要在专科医生的指导下制定一个合理、安全又符合个人情况的用药方案了。作为糖尿病患者,自己不能随便用药,要在医生的指导下用药,但也不能一点用药的基本知识都不懂,因药物都会有些副作用,所以在药物治疗中糖尿病患者应该了解如何保护自己。

(5)驾车的第五匹"马"是指科学的病情监测。血糖监测是糖尿病治疗中一个不可缺少的环节,但血糖并不是唯一的监测指标。除血糖监测之外,还要监测体重、血压、血脂等指标。根据这些指标的监测结果,医生和糖尿病患者自己才能知道病情控制得好还是不好,以便根据病情的变化及时合理调整治疗方案。

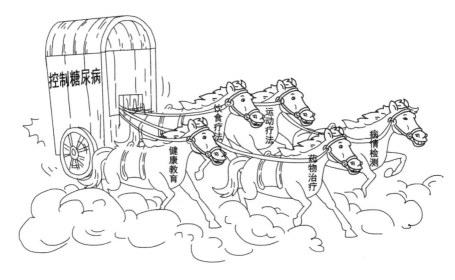

控制糖尿病的"五驾马车"

第二章 糖尿病患者这样做不误诊

　　正确诊断糖尿病是治疗糖尿病的前提和基础，然而在现实中，绝大多数病人不知道糖尿病应当做哪些检查，不清楚如何正确诊断糖尿病，不仅害怕误诊，同时还担心医生过度检查、增加经济负担。本章介绍了有关糖尿病检查和诊断方面的知识，以便合理选择检查方法，正确诊断糖尿病，避免误诊。

一、怀疑糖尿病应到哪一级医院和哪个专科看病?

咨询:我是个农民,近几个月不仅总觉得口干、口渴,体重也下降了十几斤,昨天到村卫生室问了一下,村医怀疑得了糖尿病,让我到医院看看,我们县有几家医院,市里医院更多,我不知道去那一家,麻烦您告诉我**怀疑糖尿病应到哪一级医院和哪个专科看病?**

解答:有病后第一件事就是选哪家医院去看病,像您这样不知去那个医院看病者,实在太多了。村卫生室、乡医院、社区医院、县医院以及省、市各级综合医院,还有各类专科医院、民营医院等,可供选择的医院确实不少,选好医院是看病的第一步,也是对诊断和治疗效果影响最大的,对于病人来说,并不是医院规模越大、越有名、病人越多就越好,也并不是有个熟人就能得到最恰当的诊断和治疗,因为每家医院各科室的水平并不尽相同,再大的医院也有相对薄弱的科室,有些小医院也有很强的科室和特色诊疗项目。

找什么样的医院看病,首先要看病情,选择医院不在于医院的级别,也不在于规模,而是这家医院真正适合病人的自身条件。通常的做法是小病进社区、大病去大医院,不急不重的情况选择有特色、有口碑的医院。比如一般的感冒、拉肚子,可就近在村卫生室、乡医院、社区医院进行诊治,对于疑、难、重症,或需要进一步检查、治疗、手术等的病人,则应到县医院,省、市各级综合医院,以及各类专科医院就诊。

大多数常见病和多发病,基本都能在村卫生室、乡医院、社区医院等基层医院得到诊断和治疗,若有些问题解决不了的话,社区医疗机构与县医院、市级医院、省级医院等大医院之间还都有协作关系,有绿色的转诊通道,也为患者在向上转诊的过程中免去自行挂号、找床位等麻烦,方便患者得到及时的诊治。大医院的专家在疾病诊治上的专业性以及丰富的临床经验,能对重大疾病的治疗提供更多的技术保障,所以在患有重大疾病时,大医院是首选,其中三级甲等医院是最佳选择。

随着社会资本进入医疗行业，涌现出了越来越多民营医院，这当中不乏高质量者，他们能够提供更好的服务质量，使患者有更好的就医体验，对于虽然患有疾病，但不急不重时，到有特色、好口碑的民营医院就诊，也是不错的选择。提到民营医院，大家自然而然会想到2016年的魏则西事件，以至于很多人对民营医院谈虎色变，的确，民营医院良莠不齐，就医时应谨慎选择。

像您这样怀疑得了糖尿病时，最正确的做法就是去医院找内科的内分泌专科医生看病，挂内科的"内分泌专科"号，或者挂专门看糖尿病等内分泌疾病的专科医生的号，当然也可到中医院消渴病专科或糖尿病专科看病。糖尿病的诊断和分型是个比较复杂的问题，除了病人的表现，医生还必须通过抽血做各种化验，根据化验结果才能做出明确的诊断和分型，由于一般村卫生室、乡医院、社区医院缺少做一些化验的设备和技术力量，所以通常要选择去县医院、县中医院以及市级医院、省级医院看病，以确定自己是否得了糖尿病。如果已经确诊患有糖尿病，病情比较平稳的话，其定期复查、就诊应当在附近的医院进行，在附近的乡医院、社区医院、县医院或当地医院进行复查、就诊，由医生给予指导，这样不仅方便，也便于观察病情，同时若需到上级医院进一步检查治疗的话，医生会根据病人的具体情况进行沟通，况且各级医院还建有绿色转诊通道，应避免盲目地选择大医院就诊。如果糖尿病合并有并发症，病情比较复杂的话，基层医院很难解决问题，则应到大医院诊治。若糖尿病出现急性并发症，病情紧急的话，建议选择距离相对较近、设备齐全的医院急诊科就诊，这时对患者来说时间就是生命，不能有一丝一毫的耽误。

二、怀疑得了糖尿病看病后应该搞清楚哪几件事？

咨询：我今年50岁，身体较胖，近半年来不仅吃的多、喝的多、尿的多，性功能也明显变差了，与朋友谈起时，都说我这种情况可能是得了糖尿病，我也怀疑是不是得了糖尿病,准备到县医院检查一下,我想了解一下**怀疑得了糖尿病看病后应该搞清楚哪几件事?**

解答:糖尿病是严重危害人们健康和生活质量的常见病、多发病,常有多饮、多尿、多食及体重减轻("三多一少")症状,还容易引起性功能减退,您近半年来不仅吃的多、喝的多、尿的多,性功能也明显变差了,所以应高度怀疑是不是得了糖尿病。

既然怀疑自己得了病,就应当到医院去看病,在看病时尽可能与医生充分沟通,以解除心中的疑虑。凡是怀疑自己得了糖尿病的人,看完病后,对以下几个问题应该是清楚的。这样做,才能在没得糖尿病的情况下,不因怀疑自己有病而有精神负担;如果真的得了糖尿病,也知道应该采取什么有效的治疗措施。

(1)我真的得了糖尿病吗?

(2)我得的糖尿病可能是哪个类型的?

(3)我的糖尿病到底是什么原因引起的?

(4)我的糖尿病严重吗?

(5)我目前有糖尿病并发症吗?

(6)如果我得了糖尿病,我的直系亲属(父母、兄弟姐妹、子女)也就容易得糖尿病,他们中有人得糖尿病吗?

(7)我的糖尿病应当怎样治疗,治疗中有什么要注意的?

(8)糖尿病患者日常生活中应注意什么?

三、需要做哪些检查才能确定是否得了糖尿病?

咨询:近段时间,我不仅感到口干渴、饮水多,还出现了多尿、失眠、乏力等症状,到医院就诊,测空腹血糖为 7.6 毫摩尔/升,医生说单凭自觉症状和此次血糖检测还不能确诊为糖尿病,需要做进一步检查,我要问的是**需要做哪些检查才能确定是否得了糖尿病?**

解答:医生的说法是正确的,单凭您口干渴、饮水多、多尿、失眠、乏力之症状,以及此次空腹血糖7.6毫摩尔/升,确实还不能确诊您患有糖尿病。

诊断是否患有糖尿病,不能仅凭临床症状,需借助客观检查,通过检测尿糖和血糖才能确定,其中血糖检测是可靠依据,血糖检测不仅包括空腹血糖检测,还包括餐后2小时血糖检测、随机血糖检测、口服葡萄糖耐量试验等。

(1)尿糖检测　　尿糖阳性是诊断糖尿病的重要线索,但尿糖阴性不能排除糖尿病的可能。并发肾小球硬化症时,肾小球滤过率降低,肾糖阈升高,此时虽血糖升高而尿糖呈假阴性;反之如肾糖阈降低(如妊娠),虽然血糖正常,尿糖可呈阳性。正常人每日尿中排出的葡萄糖不超过100毫克,一般常规的尿糖定性测不出,若每日尿中排出的葡萄糖超过100毫克,尿糖定性即可测出,称为糖尿。

(2)空腹血糖检测　　空腹血糖检测是指在头一天下午6点左右吃晚饭后不再吃任何食品,于第2天早期7~9点空腹状态下抽血进行的血糖测定。空腹血糖检测是诊断糖尿病必须检查的项目,仅凭空腹血糖某一次增高不能确诊糖尿病,空腹血糖值正常也并不能完全排除糖尿病,因为影响血糖的因素有很多,同时有许多人可表现为餐后血糖增高。属于糖尿病高危人群的人应做口服葡萄糖耐量试验,进一步明确是否有糖尿病。

(3)餐后2小时血糖检测　　接受检查的人从吃第一口饭开始计算时间,到整2小时取血进行血糖检测称之为餐后2小时血糖检测。餐后2小时血糖检测可以用来筛查糖尿病。对于某些2型糖尿病患者来说,空腹血糖可能并不高,甚至完全正常,而餐后2小时血糖却可能很高。如果餐后2小时血糖明显增高,应做口服葡萄糖耐量试验来明确是否有糖尿病。

(4)随机血糖检测　　随机血糖检测是指不考虑上次用餐的时间,一天中任意时间取血进行的血糖检测。病人有的明显症状,随机血糖检测结果又高,就可以诊断为糖尿病。

（5）口服葡萄糖耐量试验　　在空腹 8 小时以上后,先取血(做空腹血糖检测用),然后让接受检查的人在 5 分钟内一口一口慢慢将专用葡萄糖水 75 克(即 1 两半)医用无水葡萄糖粉溶解于 300 毫升温开水中)喝完,从喝第一口糖水时开始计时,并于喝糖水后 2 小时抽血,分别检测喝糖水前和喝糖水后 2 小时的血糖含量。当空腹血糖的检测值升高的程度高于正常,但又达不到糖尿病的诊断标准,医生难以进行糖尿病的明确诊断时,进行口服葡萄糖耐量试验可以更准确地诊断糖尿病。已确诊的糖尿病患者,空腹血糖明显增高的重症患者都不宜做此检测。

四、根据什么标准确定是否患了糖尿病?

咨询:我今年 48 岁,1 个月前单位体检时测空腹血糖偏高,之后又复查几次空腹血糖和餐后血糖,医生便说我患了糖尿病,听说糖尿病有吃得多、喝得多、尿得多和消瘦之"三多一少"的症状,而我并没有任何不适,我想知道**根据什么标准确定是否患了糖尿病?**

解答:"三多一少"是糖尿病的典型症状,当然并不是所有糖尿病患者都具有典型的症状,很多糖尿病患者在早期可能并没有典型的"三多一少"症状,或者症状很轻,甚至无任何不适之感觉,您无任何不适,并不代表您没有患糖尿病。

糖尿病在诊断上缺乏疾病的特异性标志,在出现代谢紊乱前不易发现,目前仍以血糖异常升高为诊断依据,应当注意的是单纯空腹血糖正常不能排除糖尿病的可能性,应加检验餐后血糖,必要时还需做负荷试验。

糖尿病的诊断由血糖水平确定,判断血糖水平正常或异常的依据是根据血糖水平对人类健康的危害程度人为制定的。糖尿病的诊断标准有世界卫生组织标准、美国糖尿病学会标准、美国卫生实验院标准等多种,目前中华医学会糖尿病学分会建议在我国人群中采用的是世界卫生组织 1999 年制定的诊断标准。该标准是：

（1）出现典型糖尿病症状（烦渴多饮、多尿、多食、不明原因的体重下降），且任意时间血糖≥11.1 毫摩尔／升和（或）空腹（至少 8 小时没有进食热量）血糖≥7.0 毫摩尔／升可诊断为糖尿病。

（2）如血糖值在上述二者之间，结果可疑时，应进行口服葡萄糖耐量试验。成人空腹后口服溶于 300 毫升水内的无水葡萄糖粉 75 克，儿童则予每千克体重 1.75 克，总量不超过 75 克。糖水在 5 分钟之内服完。其结果如餐后 2 小时血糖≥11.1 毫摩尔／升，可诊断为糖尿病；餐后 2 小时血糖为 7.8～11.1 毫摩尔／升之间，则为糖耐量异常。

（3）如无临床症状，除上述两项诊断标准外，尚需另加一项标准方能确定诊断，即口服葡萄糖后 2 小时血糖≥11.1 毫摩尔／升；或另 1 次空腹血糖≥7.0 毫摩尔／升。

急性感染、创伤或其他应激情况下可出现暂时性血糖增高，若没有明确的高血糖病史，须在应激消除后复查，重新评定糖代谢状态。

五、什么是"三多一少"？得了糖尿病常有哪些表现？

咨询：我今年 50 岁，身体一直很好，因近段时间小便次数明显增多到乡医院就诊，检测空腹血糖为 15.2 毫摩尔／升，诊断为糖尿病，医生说我的症状不典型，糖尿病典型的症状是"三多一少"，请您给我讲一讲**什么是"三多一少"？得了糖尿病常有哪些表现？**

解答："三多一少"确实是糖尿病的典型症状，所谓"三多一少"，是指吃的多、喝的多、尿的多和体重减轻。吃的多表现为饭量比以前增大，天天不干活仍然不到饭点就感到肚子饿，即使吃撑了肚子还是感觉没吃饱；喝的多表现为总感觉口干、舌头发黏，不断地喝很多水，喝得肚子发胀，仍感到口渴难忍。尿的多表现为白天、夜间小便次数和尿量都增多，特别是夜间尿多，常起身上厕所；

体重减轻则表现为体重一再下降,身体消瘦。

当然,并不是所有糖尿病患者都具有典型的症状,很多糖尿病患者在早期可能并没有典型的"三多一少"症状,或者症状很轻,常常是"静悄悄"地纠缠上来的,像个"无声的杀手",如若对这种病没有足够的认识,常常会被忽视,从而可能失去了早期发现与及时治疗的机会。有句话说得对,"糖尿病只有想不到,不会查不出"。只要有些糖尿病的常识,对自己的身体多一些关注,身体不舒服时不是太不在意,患了糖尿病,就能比较早地发现。

糖尿病患者除了"三多一少"之典型的症状之外,还常会出现一些不太典型的表现。常见的有:

(1)视力下降 糖尿病可引发白内障,导致视力下降,进展较快,有时也会引起急性视网膜病变,导致急性视力下降。

(2)皮肤瘙痒 糖尿病引起的皮肤瘙痒往往使人无法忍受,难以入睡,特别是女性阴部的瘙痒更为严重。

(3)手足麻木 糖尿病可引起末梢神经炎,出现手足麻木、疼痛以及烧灼感等,也有的人会产生走路如踩棉花的感觉,在糖尿病的晚期末梢神经炎的发病率就更高。

(4)排尿困难 糖尿病患者尤其是男性糖尿病患者,容易出现排尿困难,男性中老年人若发生排尿困难,除考虑前列腺肥大外,还应考虑糖尿病的可能。

(5)胆道感染 糖尿病患者伴发胆囊炎的发病率甚高,有时胆囊会发生坏疽及穿孔,对胆道感染尤其是反复感染的患者,应注意排除糖尿病。

(6)泌尿系感染 糖尿病引起的泌尿系感染有两个特点,一是菌尿起于肾脏,而一般的泌尿系感染多起源于下尿道;二是尽管给予适宜的抗感染治疗,但急性肾盂肾炎发热期仍比一般的泌尿系统感染发热期延长。

(7)腹泻与便秘 糖尿病可引起内脏神经病变,造成胃肠道的功能失调,从而出现顽固性的腹泻与便秘,其腹泻使用抗生素治疗无效。

（8）勃起功能障碍　糖尿病可引起神经病变和血管病变,从而导致男性性功能障碍,以勃起功能障碍者最为多见,有统计表明,糖尿病患者发生勃起功能障碍者达60%以上。

（9）皮肤化脓感染　糖尿病患者很容易反复发生皮肤化脓性感染,如毛囊炎、疖肿、痈等。

有的糖尿病患者虽有症状,但由于不太注意或不了解糖尿病的相关表现而往往被自己忽略,比如错误地认为多饮、多尿是自己的习惯而不是病,多食常常认为是好的现象、说明胃口好,体重下降常被解释为最近太劳累等原因,以至患糖尿病多年以后才被发现。

所以应注意识别其早期症状,发现糖尿病的可疑信号应及时就诊,对糖尿病的易患人群要定期检测血糖,对糖尿病症状不典型或易被忽略的患者也要提高警惕,检查血糖及糖耐量试验等,以便早期发现和及时治疗,否则非常容易导致糖尿病并发症的发生。

六、什么是糖化血红蛋白？糖化血红蛋白测定有何意义？

咨询:我前年确诊患有糖尿病,之后一直坚持服用二甲双胍治疗,血糖控制的也不错,让我疑惑的是,每次到医院进行病情复查时,医生不但让我检测血糖,还总是附带着让我检查糖化血红蛋白,我想了解一下**什么是糖化血红蛋白？糖化血红蛋白测定有何意义？**

解答:这里首先告诉您,医生让您查糖化血红蛋白是很有必要的。血中葡萄糖与红细胞的血红蛋白相结合的产物,即红细胞的血红蛋白中糖基化部分称为糖化血红蛋白。正常人血红蛋白中的糖化血红蛋白约在7%以下,糖化血红蛋白的多少与血中葡萄糖的含量高低成正比关系,可以间接反映血糖浓度的改变,同时也反映了机体糖代谢的状态,所以糖尿病患者常需做糖化血红蛋白的测定。归纳起来,糖化血红蛋白的临床意义主要体现在以下几点。

(1)长期以来,评价糖尿病长期控制水平一直是一个困难问题,对病情波动较大及注射胰岛素的患者尤其如此。1次血糖、尿糖测定,只能反映抽血当时的血糖水平,并且血糖随进食和糖代谢的变化而有所改变,不能说明前一段较长时间血糖水平的全貌。而糖化血红蛋白随血糖变化而变化,可以反映出患者在抽血检验前4~8周之内的平均血糖水平。

(2)糖化血红蛋白不仅可作为糖尿病的病情监测指标,也可作为轻症、2型隐性糖尿病的早期诊断指标,但不是诊断糖尿病的敏感指标,不能取代现行的糖耐量试验,可作为糖尿病普查和健康检查的项目。

(3)正常人的糖化血红蛋白在7%以下,如果大于11.5%时说明存在持续性高血糖,可能出现糖尿病性肾病、动脉硬化、白内障等并发症。

(4)对预防糖尿病孕妇的巨大胎儿、畸胎、死胎,以及急、慢性并发症的发生发展监督具有重要意义。

(5)对于病因尚未明确的昏迷或正在输注葡萄糖进行抢救的患者,急查糖化血红蛋白具有鉴别诊断的价值。

(6)对于糖化血红蛋白增高的糖尿病患者,应警惕酮症酸中毒等急性并发症的发生。

七、为什么有时血糖偏高而糖化血红蛋白却正常?

咨询:我是一个老病号,通常是在家用血糖仪观察血糖的变化,并按医生的要求定期到医院复查血糖和糖化血红蛋白等,在最近的检测中,出现了几次血糖偏高而糖化血红蛋白却是正常的,我不太明白,请您解释一下**为什么有时血糖偏高而糖化血红蛋白却正常?**

解答:这里首先告诉您,糖化血红蛋白反映的是过去2~3个月的血糖平均水平,这是一项很有意义的指标,但不能代替日常的血糖检测。糖化血红蛋白通常3个月才检查1次,等知道情况有变时,往往是为时已晚,这样非常不利于糖尿病慢性并发症的控制,还容易出现低血糖、酮症酸中毒等急性并发症,血糖检测和糖化血红蛋白检查应互相结合。

糖化血红蛋白反映的是过去2～3个月的血糖平均水平,血糖检测值反映的是一天中某一点的血糖情况,当患者在这2～3个月中血糖控制不佳时,糖化血红蛋白的检查结果也会相应升高。若出现两者检测结果不相符合的情况,应考虑以下原因:

(1)由于血糖仪老化、保养和测定方法等原因,致使血糖仪测出的结果不准确,导致血糖测试值与医院检查的糖化血红蛋白值不符合。

(2)出现血糖偏高的时间只是2～3个月中的某一小段时间,其余时间段的血糖值仍正常或偏低,检测血糖时刚好血糖偏高,这样就可出现检测的血糖偏高而糖化血红蛋白却正常。

(3)经常发生低血糖的患者,即使有高血糖,其糖化血红蛋白也完全可能正常,这样也常可出现检测的血糖偏高而糖化血红蛋白却正常的情况。

(4)糖化血红蛋白是血中葡萄糖和红细胞中的血红蛋白相结合的产物,当糖尿病患者存在肾脏疾病、镰状细胞贫血、溶血性贫血等影响红细胞质和量的疾病时,所测出的糖化血红蛋白的结果也不能反映真正的血糖水平,二者也可出现不一致。

八、怎样在家自己监测血糖?

咨询:我患糖尿病已多年,深知经常到医院查血糖之不便,昨天我儿子买了一台家庭用血糖仪,说是为了方便我在家自己监测血糖,我为儿子的孝心而高兴,不过我还是有顾虑,担心自己监测的血糖不够准确,怕影响治疗用药,请告诉我**怎样在家自己监测血糖?**

解答:您的顾虑可以理解,因为监测方法是否得当直接影响血糖的数值是否准确,进而影响着病情监测和治疗用药。在糖尿病病情监测中,血糖监测是最重要的项目,随着家庭化小型便携式血糖监测仪的出现,在家监测血糖已成为可能。为了确保测定结果的准确,有利于病情的监测,自己在家监测血糖,除了购买质量可靠的家庭用便携式血糖监测仪之外,还应注意以下几点:

(1)使用前认真阅读随机所带之说明书,并明白其应用方法和注意事项,检测试纸要在使用期限内使用。

(2)确定合适的采血部位,用酒精消毒采血部位,并让酒精自然风干。

(3)以专用一次性采血针刺破采血部位皮肤,让血自然流出聚滴,注意切勿用力挤捏手指。

(4)以专用试纸吸取足量血滴,并按照说明书要求进行测试,读取测定值,对测定结果及记录要注明日期和检测时间。

(5)要注意妥善保存血糖仪和配套的试纸,经常通过血糖检测仪的售后服务部门对血糖仪进行校正,特别是连续测量的血糖值出现都偏低或都偏高的情况时。

(6)在医生的指导下根据糖尿病患者病情的不同,因人而异地合理选择测定的时间和次数,病情稳定时可适当延长间隔时间,病情波动或较重时则应适当缩短间隔的时间。

(7)在看病时一定要将测定的记录拿给医生看,作为调整治疗方案的参考。平时一旦发现血糖测定值异常,应立即采取相应的措施,并及时到医院就诊。

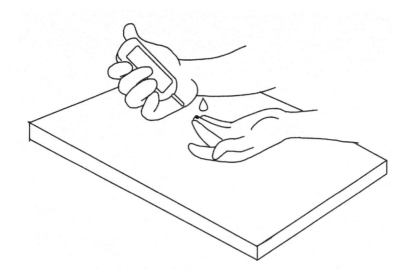

九、怎样在家自己监测尿糖？

咨询：我是糖尿病老病号，出于方便考虑，前天在医院购买了一盒尿糖试纸，准备在家自己监测尿糖，以观察病情的变化，听说必须监测方法得当，测试的结果才有参考价值，可我刚接触尿糖试纸，还没有掌握监测的方法，麻烦您告诉我**怎样在家自己监测尿糖？**

解答：监测血糖是了解糖尿病病情的可靠方法，在条件许可的情况下应作为首选。在没有条件进行血糖监测的情况下，尿糖监测可作为替代方法以了解糖尿病患者的病情变化。在家中可使用尿糖试纸来给自己检测尿糖，这种方法出结果快，价钱便宜，在医院或正规药店都可以购买到尿糖测试专用的试纸。

正常人尿液中的尿糖检测结果应该是"阴性"，如果糖尿病患者的治疗效果好，尿糖检测应为"阴性"，当患者血糖值超过了 8.9～10 毫摩尔/升（160～180 毫克/分升）时，尿里就会出现糖，此时的尿糖检测结果就会为"阳性"，尿糖阳性的尿称之为糖尿。所以尿糖检测结果虽然不能作为糖尿病的诊断依据，通过尿糖测定却也可以估计血糖的情况，一定程度上可以反映糖尿病的病情。

在家采用尿糖试纸监测尿糖,必须掌握正确的监测方法。在家中用试纸测定尿糖时,将尿糖试纸浸入患者新鲜尿液中,约 1 分钟后取出,在 1 分钟内观察试纸颜色的变化,并与标准色板进行对照,根据与标准色板最接近的颜色判断测定结果。标准色板上不同颜色指示了不同的尿糖含量,其颜色和尿糖含量的对应关系如下:①蓝色:说明尿中无糖,代表阴性结果,符号为(-);②绿色:说明尿中含糖为 0.3% ~ 0.5% ,代表阳性结果,符号为 1 个加号,即(+);③黄绿色:说明尿中含糖为 0.5% ~ 1.0% ,代表阳性结果,符号为 2 个加号,即(+ +);④橘黄色:说明尿中含糖为 1% ~ 2% ,代表阳性结果,符号为 3 个加号,即(+ + +);⑤砖红色:说明尿中含糖为 2% 以上,代表阳性结果,符号为 4 个加号及以上,即(+ + + +)。

需要说明的是,尿糖不一定能永远如实地反映血糖水平,尿糖阳性不一定就是糖尿病,尿糖阴性也不一定就没有患糖尿病,尿糖监测并不能替代血糖监测,糖尿病患者在进行尿糖监测的同时,一定要注意定期检查血糖。

十、什么是 C 肽? C 肽测定有何意义?

咨询:我患糖尿病已 6 年,一直服用消渴丸(每次 5 粒,每日 3 次口服)治疗,血糖控制的较满意,不知为何最近血糖上升了,我把消渴丸增加到每次 10 粒,每日 3 次,血糖仍居高不下,医生让我做 C 肽测定,麻烦您告诉我**什么是 C 肽? C 肽测定有何意义?**

解答:胰岛细胞在分泌胰岛素的时候,首先合成一种胰岛素前体物质,称之为胰岛素原。胰岛素原在酶的作用下裂解为一个分子的胰岛素和同样一个分子的连接肽,简称为 C 肽。C 肽没有胰岛素的生理作用,而胰岛细胞分泌胰岛素和 C 肽呈等分子关系,即分泌几个胰岛素分子,同时必然分泌几个 C 肽分子。所以,通过测定患者血中 C 肽量的多少,可以反映胰岛细胞的功能。测定 C 肽在糖尿病的诊断治疗中有其重要意义,归纳起来主要有以下几个方面。

（1）C 肽不受胰岛素抗体干扰，采用胰岛素治疗的患者可以通过直接测定 C 肽来判断病情。

（2）可以鉴别各种低血糖的原因。如 C 肽超过正常，可以认为是胰岛素分泌过多所致；如 C 肽低于正常，则为其他原因所致。

（3）定期测定 C 肽浓度，对了解糖尿病患者胰岛功能，病情轻重及临床治疗效果，都有重要意义。

（4）测定 C 肽浓度，有助于鉴别糖尿病的临床类型。

（5）测定 C 肽还可判断胰岛细胞瘤手术的效果。若术后血中测定 C 肽水平仍很高，说明有残留的瘤组织；若在随访中 C 肽水平不断上升，提示肿瘤复发或转移的可能性很大。

用胰岛素治疗的糖尿病患者，只能做 C 肽测定，而不能做胰岛素释放试验，因为在测定胰岛素的时候，不能分辨是内源性的，还是注射的外源性胰岛素。

十一、什么是胰岛素释放试验？它的作用是什么？

咨询：我今年 47 岁，体型较胖，1 年前单位体检时发现患有糖尿病，之后虽然坚持服用降血糖药治疗，但血糖控制的不够满意，昨天到县医院就诊时，医生让我做胰岛素释放试验，说是为了进一步了解病情，我想知道**什么是胰岛素释放试验？它的作用是什么？**

解答：所谓胰岛素释放试验，是让患者口服葡萄糖或用馒头餐使血糖升高而刺激胰岛细胞分泌胰岛素，以了解胰岛细胞储备功能的一种检查方法。进行口服葡萄糖耐量试验的同时，可测定血浆胰岛素浓度以反映胰岛细胞的储备功能。检测方法有放射免疫法、酶联免疫吸附法，患者口服葡萄糖后在 30 分钟、1 小时、2 小时、3 小时分别取血，同时查静脉血浆血糖浓度和胰岛素水平，根据两者结果绘成曲线有助于判定胰岛细胞分泌胰岛素的功能。试验准备及方法与口服葡萄糖耐量试验相同，不能耐受或不宜服葡萄糖的患者，可用 100 克面粉做成的馒头替代。

胰岛素释放试验有助于了解胰岛细胞功能(包括储备功能),对糖尿病的诊断分型和指导治疗有一定的意义,但不能作为判定糖尿病分型的依据。正常人的胰岛素释放曲线,随口服葡萄糖后血糖浓度的上升血浆胰岛素水平也迅速上升,高峰一般在服糖后半小时至 1 小时出现,高峰值可比空腹胰岛素水平高 5～10 倍,然后逐渐下降,3 小时即可降至正常水平。因患糖尿病类型不同,胰岛素释放曲线会出现各自的特点,患者空腹血浆胰岛素水平很低,口服葡萄糖刺激后仍很低,说明胰岛素分泌绝对不足,应用胰岛素治疗,常见于 1 型糖尿病或 2 型糖尿病晚期;患者空腹血浆胰岛素水平正常或高于正常,口服葡萄糖刺激后升高迟缓,2 小时后其峰值才高于正常,提示患者的胰岛素分泌相对不足,常见 2 型糖尿病肥胖者;患者空腹血浆胰岛素水平稍低或正常或稍高于正常,口服葡萄糖刺激后升高延迟且低于正常,常见于消瘦或体重正常的 2 型糖尿病患者。

十二、什么情况下应进行尿酮体检测？怎样使用尿酮试纸？

咨询:我患糖尿病已十多年,前些天因糖尿病酮症酸中毒住院治疗,出院时医生建议我购买尿酮体专用试纸,视病情进行尿酮体检测,以防再发生酮症酸中毒,我想咨询一下**什么情况下应进行尿酮体检测？如何使用尿酮试纸才正确？**以便及时、准确地进行检测。

解答:酮体是人体利用脂肪产生能量时产生的一种物质,正常人产生的酮体很快被作为能量利用,尿中酮体(以丙酮计)测定应为"阴性",但是糖尿病患者发生糖尿病酮症酸中毒时,尿酮体测定结果会为"阳性"。由于很多原因都可以引起糖尿病患者发生酮症酸中毒,糖尿病酮症酸中毒是一种糖尿病急性并发症,严重时若救治不及时可导致死亡,所以重视尿酮体的测定是十分必要的。

通过尿酮的检测,可观察糖尿病患者尿酮变化情况,以利控制病情发展。

通常情况下,糖尿病患者空腹血糖高于 20 毫摩尔╱升时、因各种原因停止治疗时、伤风感冒或身体不适时、患感染性疾病时、出现呕吐或胃部不适时,以及糖尿病患者手术前后、妊娠和极度紧张时,都应进行尿酮体检测。检测尿酮体可以使用尿酮专用试纸,这种试纸在医院或正确药店都可以购买到。由于尿酮试纸具有快速、方便、价廉、易掌握等优点,已经被众多的糖尿病患者所采用。

正确的检测方法是,将尿酮试纸条自试纸盒中取出,插入待测的尿液中 15秒中,然后从尿液中取出,观察试纸颜色的变化,并与标准比色图板对照比较,按图板说明确定尿酮体是阴性、阳性或重度阳性等,记录结果。在结果判断上,呈淡黄色表示尿中无酮体,呈深黄色表示酮体为(+),呈淡紫色表示酮体为(+ +),呈紫色表示酮体为(+ + +),呈深紫色表示酮体为(+ + + +),如果尿酮体检测结果为(+ +)以上,应尽快到医院就诊。需要说明的是,使用试纸时切记一次性取出所需试纸,迅速盖紧盒盖,保存在阴凉干燥处,以防试纸失效。

十三、什么是糖尿病前期?

咨询:我今年 46 岁,体型偏胖,平时并无不舒服的感觉,前几天体检时测空腹血糖为 6.8 毫摩尔╱升,医生说很可能是糖尿病前期,必须进一步复查,若确定的话应进行控制饮食、增加运动等干预治疗,否则很可能会演变为糖尿病,我要问的是**什么是糖尿病前期?**

解答:糖尿病是一种终身性疾病,一旦发病,往往需要终身治疗,但糖尿病的发病却是一个漫长的过程。一般来说,在糖尿病发病前的一个阶段,已经出现了糖调节受损,还没有出现糖尿病的症状,此时已有了发展为糖尿病的倾向,医学上称之为"糖尿病前期"。糖尿病前期是指那些血糖检测结果已经偏高,但还不能诊断为糖尿病者,这当中有两种情况存在,一种情况叫空腹血糖受损,另一种情况叫糖耐量减低。

人体血液中所含的葡萄糖称为血糖,在正常情况下,血糖保持动态平衡,空腹血糖正常值为 3.9 ~ 6.1 毫摩尔/升,进食后 1 小时为 6.7 ~ 9.4 毫摩尔/升,餐后 2 小时血糖最高不超过 11.1 毫摩尔/升。空腹血糖受损者,空腹血糖≥6.1 毫摩尔/升,但 <7.0 毫摩尔/升,同时口服葡萄糖耐量试验中口服糖水 2 小时后血糖 <7.8 毫摩尔/升。糖耐量减低者,空腹血糖≤7.0 毫摩尔/升,同时口服葡萄糖耐量试验中口服糖水 2 小时后血糖≥7.8 毫摩尔/升,但≤11.1 毫摩尔/升。

空腹血糖受损和糖耐量减低都属于糖尿病前期。糖尿病前期是发生糖尿病的危险因素,凡是处于糖尿病前期阶段的人都是糖尿病患者的“后备军”。处于糖尿病前期就如处在分岔口上,如果放任自流就有可能发展成真正的糖尿病,如果在这个时期进行有效干预,则可推迟和阻止糖尿病的发生。事实证明,这个阶段的许多“后备军”成员经过合理的干预治疗后,糖耐量都完全恢复了正常,摘掉了“后备军”的帽子。目前糖尿病前期的干预以生活方式干预为主,即控制饮食、增加运动、减轻体重等。

十四、糖尿病应与哪些疾病相鉴别?

咨询:我最近出现了多饮、多尿的症状,怀疑得了糖尿病,可昨天到医院就诊,医生说除了糖尿病外,诸如尿崩症也可出现多饮、多尿的症状,在确立糖尿病的诊断时,应结合血糖检测等辅助检查,注意与其他疾病相鉴别,我想知道**糖尿病应与哪些疾病相鉴别?**

解答:当患者有典型的糖尿病症状,血糖升高、尿糖阳性时,可诊断为糖尿病,但有一些疾病的症状与糖尿病相似或可以导致糖代谢紊乱,容易混淆,所以在确立糖尿病的诊断时,应注意鉴别,以免出现诊断失误。糖尿病应注意与尿崩症、食后糖尿、应激性糖尿、继发性糖尿病以及慢性肝、肾疾病等相鉴别。

(1)尿崩症　尿崩症有明显的烦渴、多饮、多尿,此症状类似于糖尿病,但有以下 2 点可与之鉴别,一是尿崩症尿多而比重低,而糖尿病尿多而比重高,再者是尿崩症患者尿中无糖,血糖亦正常。

(2)食后糖尿 食后糖尿是指糖类在胃肠道吸收过快,故进食后出现一过性高血糖和糖尿。可见于胃空肠吻合术后、甲状腺功能亢进等,这些患者的特点是做糖耐量试验时空腹血糖正常,半小时和 1 小时血糖浓度超过正常,2 小时和 3 小时血糖浓度正常或低于正常。

(3)应激性糖尿 在急性中毒、脑卒中、急性心肌梗死、消化道大出血等应激状态下,由于肾上腺素及肾上腺皮质激素的大量释放,可导致暂时性的高血糖和糖尿,在应激反应消除后,血糖、尿糖可恢复正常。

(4)继发性糖尿病 如皮质醇增多症、胰腺切除术后、肢端肥大症、嗜铬细胞瘤等,可分别因生长激素、皮质醇、儿茶酚胺分泌过多,拮抗胰岛素而引起继发性糖尿病或糖耐量减低。

(5)慢性肝、肾疾病 慢性肝脏疾病因肝脏贮存糖原的能力减弱,糖异生及胰岛素灭活减弱,会影响血糖的调节而出现异常;慢性肾脏疾病主要由于胰岛素在肾脏中灭活减弱,以及患有尿毒症时胰岛素受体不敏感而影响糖代谢,还可因肾小管对葡萄糖吸收功能障碍而出现肾性糖尿。

此外,药物对糖耐量也有影响,如噻嗪类利尿药、呋塞米、糖皮质激素、口服避孕药、阿司匹林、吲哚美辛、三环类抗抑郁药等可控制胰岛素释放或拮抗胰岛素的作用,引起糖耐量减低,血糖升高,尿糖阳性。长期服用大量糖皮质激素还可引起类固醇糖尿病,这也是应当注意的。当然,只要做到详细询问病史,注意起病经过的特殊性,全面、细致地进行体格检查,再配合必要的实验室检查,糖尿病与上述疾病一般是不难鉴别的。

十五、糖尿病病情监测的主要内容有哪些?

咨询:我今年 52 岁,患糖尿病已多年,坚持定期到医院复查血糖、尿糖等,每次到医院就诊,医生都会告诉我一定要重视糖尿病病情的监测,这对治疗控制糖尿病有十分重要的作用,我想知道**糖尿病病情监测的主要内容有哪些?**

解答:糖尿病患者的病情是在不断发展变化的,今天的治疗方案不一定适合明天的病情变化,注意监测病情的变化,根据病情的需要及时调整治疗方案,是取得好的疗效的关键所在。糖尿病情监测就是通过定期对糖尿病患者进行一些与糖尿病病情有关的检查项目的监测,以了解糖尿病患者病情的发展变化情况。

对糖尿病患者病情进行科学监测,是治疗控制糖尿病"五驾马车"中的其中一个方面,与糖尿病病情有关的检测项目包括血糖、尿糖、糖化血红蛋白、血脂、尿酮体、尿微量白蛋白、血压、心电图、肝肾功能、体重、眼科检查等,这是糖尿病病情监测的主要内容。病情监测对治疗控制糖尿病有重要作用,可以说没有糖尿病病情监测,就不可能有糖尿病有效的治疗,糖尿病也不可能得到很好的控制,防止和减少并发症的发生就成了一句空话。

有了这些与糖尿病有关系的检查项目的监测结果,医生才能及时了解糖尿病患者病情的变化、治疗的效果、患者发生并发症的可能及程度,在此基础上才可以制定或调整治疗方案,并给患者正确的指导。此外,治疗糖尿病的药物往往也有常有或多或少的副作用,及时监测可使医生能够根据患者对药物的反应调整用药。糖尿病病情监测在糖尿病的治疗过程中发挥着不可缺少的作用,所以糖尿病患者也必须通过与糖尿病病情有关系的检查了解自己的病情,以根据检查结果了解自己饮食疗法和运动疗法的效果,及时做出适当的调整。

有些糖尿病患者根本不知道应该进行病情监测,或者认为只要吃上药就可以放心了,监测不监测并不重要,这些患者虽然一直在坚持服用降糖药物,但还是出现了严重的并发症,这往往因为他们误认为服药是万能的,却忽视了或根本不懂得需要进行糖尿病病情监测,没有做到定期去复查血糖、尿糖等。这是非常危险的。

第三章　糖尿病患者这样做疗效好（西医篇）

　　糖尿病有哪些治疗方法？我的治疗方法恰当吗？如何选择治疗糖尿病的药物？怎样做才能疗效好？……糖尿病病人对治疗糖尿病有诸多的疑问。本章从现代医学的角度详细介绍了糖尿病的治疗知识，看过本章，您会了解一些应该知道的糖尿病治疗知识，有助于合理选择治疗的方法和药物，正确治疗糖尿病，这样做才能疗效好。

一、为什么"医生"不要自己当?

咨询:我是个农民,患糖尿病已 3 年,知道一些糖尿病的防治知识,所以经常自己到药店买些二甲双胍、消渴丸之类的降血糖药吃,前几天与我们村卫生室的村医谈起这事时,村医说有病一定要找医生看,千万不可自己当医生,请问**为什么"医生"不要自己当?**

解答:这里首先告诉您,村医的话是正确的,有病一定要找医生看,切不可自己当医生。我国有句老话,叫"久病成医",其实这句话并不对,久病未必成医,"医生"不要自己当,作为病人,不懂装懂,自作主张买药治病,很容易耽误病情,引发严重的后果。

就冠心病、高血压病、糖尿病等诸多慢性病病人来说,病的久了,或许对某一种疾病了解的较多,但慢性病(久病)一般都会引发全身系统的其他病症,如高血压,可涉及心、脑、肾等诸多器官,糖尿病也是如此,糖尿病更是每与高脂血症、高血压病、冠心病等相伴而发,这些慢性病往往不是单纯的,您了解这个病的一般知识,对其他疾病未必了解。另一方面,具体到每一个病人,其病情也不一样,同样的症状其形成原因不一定相同,不同的原因可引起相似甚至相同的症状,这些都是普通病人难以了解的。有些病人认为发烧、头痛之类的小毛病不用去医院,过几天就扛过去了,或者自己买点药吃就行,或者看了一些医学书籍自己下药就行了,但发烧、头痛以及疲劳、乏力等轻微的症状是许多疾病相同的症状,看似轻微也许是许多严重疾病的早期表现,不经过检查就不得而知,没有经验就难以做出正确的判断。况且是药三分毒,用药不当不仅难以取得应有的疗效,也很容易出现不良反应,甚至造成严重后果,用药的方法和用量也是根据病情的变化而有所不同的,有关药物的知识作为病人是很难掌握的。

有一个典型的病例,有一位年轻人,隔三岔五地出现发热、头痛,自以为是经常感冒引起的,身上就常带着维 C 银翘片之类的感冒药,一出现发热、头痛就服用,开始很是有效,后来服用这些药也不起作用了,并且头痛的剧烈,还伴有呕吐,才在家人的劝说下到医院就诊,经检查 CT 证实患有脑瘤。由于他自作主张,没有及时就医,延误了治疗的最佳时机,这个教训是惨重的。这从一个侧面说明了有病及时就医的重要性,切记医生不要自己当。

二、哪些情况下糖尿病患者应进行药物治疗? 需要终身用药吗?

咨询:我今年 50 岁,1 周前确诊患有糖尿病,医生让我在控制饮食、适当运动锻炼的基础上服用二甲双胍治疗,听说有些糖尿病患者并不需要药物治疗,用不用药要根据个人的具体情况而定,我想知道**哪些情况下糖尿病患者应进行药物治疗? 需要终身用药吗?**

解答:确实像您说的那样,有些糖尿病患者并不需要药物治疗,用不用药要根据个人的具体情况而定。糖尿病患者应根据个人自身的病情,在医生指导下确定是否需要采用药物治疗。

通常情况下,对于有典型症状或有严重高血糖的糖尿病患者,在饮食治疗、运动治疗等生活方式改变很难使血糖控制达到标准的情况下,就应采用药物治疗。确实有些病情较轻的糖尿病患者,在通过改变不良的生活方式,接受了心理疗法、饮食控制和运动疗法后,在一定的时间里血糖控制的比较理想,并保持稳定,可以暂时不必用药,但这并不等于糖尿病已被治好了。相反,如果生活方式上又出现了不利于糖尿病控制的情况,或随着年龄的增长,胰岛素的产生发生了不足,一定情况下,比如血糖又升高了,此时就应考虑采用药物治疗了。

有相当一部分糖尿病患者有这样的疑问,用药后血糖降至正常还需要用药吗? 糖尿病患者需要终身用药吗? 这里明确地告诉您,血糖降至正常后仍需要坚持用药,糖尿病患者通常是需要终身用药的。糖尿病是终身性疾病,到目前为止还没有找到根治的办法,药物治疗是重要的手段之一,只要是需要进行药物治疗的糖尿病患者,都需要终身用药。当然,终身用药的同时还要配合调整生活方式,这样才能使糖尿病得到很好的控制。

那种血糖控制得比较好就着急停用药物的做法是千万要不得的!因为用降低血糖药后症状的减轻,或者血糖降至正常范围,并不意味着糖尿病已经治好,如果不按照医生的要求继续用药,高血糖的不良情况还会卷土重来,糖尿病并发症的发生在所难免。只有坚持用药,使血糖得到满意的控制并保持稳定,才能预防或减少糖尿病并发症的发生,使糖尿病患者和正常人一样健康幸福地生活,尽享天年。

三、服用口服降血糖药应该注意什么?

咨询:我患糖尿病已 3 年,一直坚持服用二甲双胍缓释片,我知道糖尿病是一种难以治愈的慢性病,熟悉防治糖尿病的"五驾马车",深知坚持长期服用降血糖药物的重要,为了保证用药的安全有效,避免不良反应发生,我想知道**服用口服降糖药应该注意什么?**

解答:您的想法是正确的,服用降血糖药,就应该知道其注意事项。糖尿病是一种慢性病,一旦罹患,其治疗将是长期的,为了保证用药的安全有效,避免不良反应发生,服用口服降血糖药应该注意以下几点:

(1)要自始至终按医生的要求服药,不仅要定时定量服用,而且要重视服药的注意事项。例如服用 α - 葡萄糖苷酶抑制剂降糖药必须在吃第一口饭时同时服用,要与米、面等碳水化合物类食物一同嚼碎后服用,如果服用时未注意到这一点,药物就不能充分发挥作用了。

(2)要随时做好服药记录,记录的内容包括药名、剂量及增减情况、服用方法、服药后反应、血糖及尿糖检查结果、饮食情况等。

(3)疗效不满意时及时找医生,不要自己随意更换药物或增加服药的量。有些患者看到血糖控制效果不太好,急于求成,随意增加服药的量或更换药物,这不正确,也是很危险的。随意增加服药的量容易造成低血糖,更换药物更会带来不可预知的损害。

（4）服药中出现异常时要及时找医生。例如在口服降糖药的过程中，如果出现了胃肠不适、皮肤过敏或出现了低血糖反应等情况时，都应该及时找医生处理。

（5）看病时要详尽地向医生介绍自己还存在的其他疾病，如肝病、肾病等，介绍自己服用的其他药物。这样医生在开药时就可以注意避免因服用糖尿病药物而加重其他疾病，或糖尿病药物在与其他的一些药物同时服用时可能对降糖效果产生的影响。

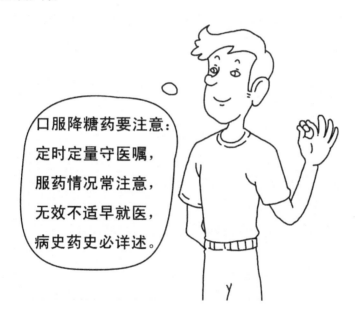

口服降糖药要注意：
定时定量守医嘱，
服药情况常注意，
无效不适早就医，
病史药史必详述。

四、忘记服用降糖药后该怎么补救？

咨询：我是个司机，今年 52 岁，患糖尿病已十多年，由于经常出差，有时会忘记或无法按时服用降糖药物，每次遇到这种情况，我总是不知该如何是好，担心不按时服药会影响病情的控制甚至引发并发症，我想问的是糖尿病患<u>忘记服用降糖药后该怎么补救？</u>

解答：您也不必过于担心，糖尿病是一种难以治愈的慢性病，绝大多数患者要终身服药，并且需要每天坚持，确实是件不容易做到的事，尤其是一些经常出差或工作繁忙的糖尿病患者，常有漏服药物的情况。如果偶尔忘记服用降糖药，还是可以补救的。解决这一问题的原则很简单：如果你每日服药 2 次（比如早 7 时、晚 7 时各 1 次），漏服时间在 3 个小时之内者（如上午 10 时之前发现早上这次药忘了服），那么就立即补服 1 次；如果超过 3 个小时（如中午 12 时才发现忘了服），那么就不必补了（待到晚上 7 时再服用正常剂量）。倘若你是在服用长效降糖药，原则也是和上面类似：如果漏服时间在 12 小时之内，就立即补服 1 次，相反如果超过 12 小时就不再补救，下次的服药照常进行。

据一项研究表明，坚持定时、定量、规律用药的糖尿病患者糖化血红蛋白为 7.1%，1 个月漏服 1 次降糖药，糖化血红蛋白将升为 7.2%；每周漏服 1 次降糖药，糖化血红蛋白就将升为 7.8%；而每周漏服大于 1 次降糖药的话，糖化血红蛋白将达到 8.5%；若是经常忘记按时服药，后果就更严重了，不仅血糖不易控制，还容易导致并发症的出现。因此，无论怎样，糖尿病患者最好都要按时服药，这样血糖才不会经常波动，有利于控制病情，预防并发症。

五、目前国内常用的口服降血糖西药有哪几类？

咨询：我今年 58 岁，患糖尿病已 7 年，一直服用西药二甲双胍治疗，血糖控制的还算理想，可是不知为什么，最近血糖又上升了，医生建议我换一种药，用促进胰岛素分泌剂格列齐特治疗一段时间试一试，我想问的是**目前国内常用的口服降血糖西药有哪几类？**

解答：这里可以告诉您，尽管用于治疗糖尿病的降血糖西药有很多，但就临床来看，目前国内常用的口服降血糖西药主要有双胍类、促进胰岛素分泌剂、α－葡萄糖苷酶抑制剂以及胰岛素增敏剂 4 大类。

（1）双胍类

双胍类的作用机制为提高外周组织对葡萄糖的摄取和利用,通过抑制糖原异生和糖原分解降低过高肝糖输出,降低脂肪酸氧化率,提高葡萄糖的运转能力,改善胰岛素敏感性,减轻胰岛素抵抗。主要药物有二甲双胍(格华止、降糖片、迪化糖锭、美迪康、立克糖)和苯乙双胍(降糖灵)。由于苯乙双胍容易引起乳酸性酸中毒,目前临床上已很少使用。

其中二甲双胍是诸多糖尿病患者首选的降糖药。2006 年美国糖尿病协会/欧洲糖尿病协会专家的共识中,二甲双胍被推荐用于 2 型糖尿病的起始治疗及全程治疗。二甲双胍适合于治疗肥胖的 2 型糖尿病患者,治疗非肥胖的 2 型糖尿病患者二甲双胍与磺脲类合用可以增强降血糖的效应。对 1 型糖尿病患者,二甲双胍与胰岛素联用,可以增强胰岛素的作用,减少胰岛素的用量。

二甲双胍同其他降糖药物一样,在应用过程中也有一定的不良反应,二甲双胍的主要不良反应为胃肠道反应,如口干、口苦、口中有金属味、纳差、恶心、呕吐、腹胀、腹泻、上腹部不适等,有时还会有疲倦乏力、头晕、皮疹等。如果患者采用餐中服药或餐后服药,或从小剂量开始服药,可一定程度上减轻这些不良反应的出现。很多糖尿病患者起初服药会出现某些不良反应,但坚持服用一段时间后其不良反应可逐渐减轻或基本消失。

目前二甲双胍主要有普通口服片剂、肠溶片剂和控释片剂 3 种剂型。普通片剂口服后迅速从胃肠吸收,作用持续 6 ~ 8 小时,主要在肝脏代谢,经肾排泄;肠溶片剂口服给药后药物在上消化道并不释放,而到达小肠部位后释放,从而避免在胃中被酶解,以提高局部药物浓度和生物利用度,改善疗效,减少口服用量,同时也避免了二甲双胍普通片剂对胃肠道刺激的不良反应,使用药更安全、更可靠。二甲双胍控释片是近年来出现的一种新剂型,与普通口服片剂和肠溶片剂相比较,服用更方便,每天只需服用 1 次,便可控制全天的血糖,提高了糖尿病患者用药的依从性,同时二甲双胍控释片能够提供平稳持久的血药浓度,没有显著的峰谷变化,大大减少了药物对胃肠道的刺激。

服用二甲双胍时应注意:有心、肾功能不全的患者,妊娠及哺乳期的妇女,急性酮症酸中毒的患者,以及近期需用碘造影剂检查的患者都应暂停使用。糖尿病患者在使用二甲双胍时,请一定要看清所用药物的剂型,在医生的指导下正确服用,以让药物发挥更大的功效。

(2)促进胰岛素分泌剂

促进胰岛素分泌剂包括磺脲类和非磺脲类。磺脲类的作用机制主要是刺激胰岛 B 细胞分泌胰岛素,胰外效应主要是使肝脏胰岛素抵抗减轻,外周(肌肉)胰岛素抵抗减轻,促进脂肪细胞内葡萄糖转运,部分药物有抗凝和改善微循环作用。第一代的药物主要有甲苯磺丁脲(D860)、氯磺丙脲;第二代的药物主要有格列本脲、格列吡嗪、格列吡嗪控释片、格列齐特、格列喹酮、格列本脲、格列美脲等。其中格列齐特、格列比嗪最为常用:

格列齐特

格列齐特是第二代磺脲类降糖药,能够增强胰岛 B 细胞分泌胰岛素的能力,改善胰岛素的延迟分泌,降低餐后血糖高峰,其降糖强度为甲苯磺丁脲的10 倍,疗效弱于优降糖,作用温和,耐受性好,无明显不良反应,最适用于老年糖尿病患者及肥胖 2 型糖尿病患者服药。同时格列齐特还具有抑制血栓形成,减缓血栓对血管的阻塞,加速血栓溶解的作用,可用于糖尿病视网膜病变和糖尿病性肾病患者。

格列齐特有较好的降糖效果。格列齐特每片为 80 毫克,用法用量视病情而定。格列齐特服药后 2~6 小时血浆浓度达高峰,一般每日服药 2 次即可获得最佳疗效。服用方法通常为早、晚餐前各服 1 片,连服 3 周。复查血糖、尿糖,根据检验结果,可减为每日 1 片或增至每日 3 片。如果糖尿病被控制,且较满意,可每日 1 片维持治疗;如治疗效果不佳,患者血糖仍高者,可与胰岛素联用。

应当注意的是肾功能不全者、妊娠及哺乳期妇女慎用。1 型糖尿病,伴有酮症酸中毒的糖尿病，糖尿病昏迷前期或昏迷需用胰岛素治疗，肝、肾功能衰竭及磺胺类药过敏者禁用。服药期间应经常检测血糖。

格列比嗪

格列比嗪为第二代磺脲类抗糖尿病药，对大多数 2 型糖尿病患者有效，可使空腹及餐后血糖降低，糖化血红蛋白下降。格列比嗪的主要作用为刺激胰岛 B 细胞分泌胰岛素，但先决条件是胰岛 B 细胞还有一定的合成和分泌胰岛素的功能。

格列比嗪适用于经饮食控制及体育锻炼 2~3 个月疗效不满意的轻、中度 2 型糖尿病患者。这类糖尿病患者的胰岛 B 细胞需有一定的分泌胰岛素功能，且无急性并发症（如感染、创伤、酮症酸中毒、高渗性昏迷等），不合并妊娠，无严重的慢性并发症。

格列比嗪最常用的剂型是普通片剂，近年来有控释片、缓释片、分散片以及胶囊等多种新的口服剂型问世。普通片剂的含量为每片 2.5 毫克，口服剂量因人而异，一般推荐剂量为每日 2.5~20 毫克（1~8 片），早晚前 30 分钟服用，日剂量超过 15 毫克（6 片）宜在早、中、晚分 3 次餐前服用。单用饮食疗法失败者，起始量为每日 2.5~5 毫克（1~2 片），以后根据血糖和尿糖情况增减剂量，每次增减 2.5~5 毫克（1~2 片）。已使用其他口服磺脲类降糖药者，停用其他磺脲药 3 天，复查血糖后开始服用本品。最大日剂量不超过 30 毫克（12 片）。

格列比嗪较常见的不良反应为胃肠道症状（如恶心、上腹部胀满）、头痛等，减少剂量即可缓解，个别患者可出现皮肤过敏。应当注意的是，对磺胺药过敏者，已经明确诊断的 1 型糖尿病患者，2 型糖尿病患者伴有酮症酸中毒、昏迷、严重烧伤、感染、外伤和重大手术等应激情况，均禁用格列比嗪。肝、肾功能不全者及血细胞减少的病人也当慎用或不用格列比嗪。

非磺脲类模拟胰岛素的生理分泌，降血糖作用快而短，主要用于控制餐后高血糖。主要有两种制剂：瑞格列奈和那格列奈。其中最常用的是瑞格列奈。

瑞格列奈

瑞格列奈为短效胰岛素促泌剂,通过促进胰腺释放胰岛素来降低血糖水平。2 型糖尿病患者口服瑞格列奈,餐后 30 分钟内出现促胰岛素分泌反应,这会引起进餐时血糖降低。瑞格列奈用于饮食控制、减轻体重及运动锻炼不能有效控制其高血糖的 2 型糖尿病(非胰岛素依赖型)患者。瑞格列奈可与二甲双胍并用,二者并用时对控制血糖比各自单独使用时更能达到协同功效。

瑞格列奈以片剂为主要剂型,含量为每片 1.0 毫克,用法为在主餐前服用(即餐前服用),通常在餐前 15 分钟内服用本药,服药时间也可掌握在餐前 0 ~ 30 分钟内。应遵医嘱服用瑞格列奈,剂量因人而异,以个人血糖而定,推荐起始剂量为 0.5 毫克,以后如需要可每周或每 2 周作调整,接受其他口服降血糖药治疗的患者转用瑞格列奈片治疗的推荐起始剂量为 1 毫克。最大的推荐剂量为单次 4 毫克,餐时服用,但最大日剂量不应超过 16 毫克。当通常饮食能很好控制血糖的 2 型糖尿病患者出现暂时的控制失败时,短期使用瑞格列奈可有效控制血糖。对于衰弱和营养不良的患者,应谨慎调整剂量。如果与二甲双胍合用,应减少瑞格列奈片的剂量。尽管瑞格列奈主要由胆汁排泄,但肾功能不全的患者仍应慎用。

瑞格列奈可有腹痛、腹泻、恶心、呕吐、便秘等胃肠道反应,并可出现皮肤过敏反应,同时还可出现脉管炎、代谢及营养失调以及肝功能异常等。应当注意的是,已知对瑞格列奈或瑞格列奈中的任何赋型剂过敏的患者,1 型糖尿病患者,以及伴随或不伴昏迷的糖尿病酮症酸中毒患者,均禁用瑞格列奈。肝、肾功能不全的患者当慎用瑞格列奈。应避免将瑞格列奈与吉非贝齐合用,如果必须合用,应严密监测患者的血糖水平,因为可能需要减少瑞格列奈的用药剂量。

(3)α - 葡萄糖苷酶抑制剂

食物中的主要成分淀粉和蔗糖并不能被小肠直接吸收,需要在小肠绒毛上的多种 α - 葡萄糖苷酶(如葡萄糖淀粉酶、麦芽糖酶、蔗糖酶等)的作用下生成单糖（葡萄糖及果糖）后才能被吸收，α-葡萄糖苷酶抑制剂可逆性竞争抑制小肠黏膜刷状缘的α-葡萄糖苷酶，抑制了淀粉、蔗糖、麦芽糖的分解，使葡萄糖的吸收减慢，降低餐后高血糖，减轻餐后高血糖对B细胞的刺激作用，增加胰岛素的敏感性。其不抑制蛋白质和脂肪的吸收，所以不会造成营养物质的吸收障碍。主要药物有阿卡波糖和伏格列波糖等。

阿卡波糖

阿卡波糖是临床上最常使用的口服降糖药物之一，主要用来降低糖尿病患者的餐后高血糖，尤其适合餐后血糖没有控制好的糖尿病患者。

2型糖尿病患者经饮食、运动疗法治疗后仍出现餐后高血糖时，阿卡波糖为首选的一线药物；1型糖尿病患者，尤其是血糖波动较大的脆性糖尿病，在饮食控制和胰岛素治疗的基础上，可加用阿卡波糖，使血糖得到平稳的控制，并可减少胰岛素的用量。

口服阿卡波糖常见的不良反应为胃肠道反应，诸如恶心、呕吐、腹胀、腹泻和排气增多等，服用一段时期后，这些胃肠道反应常可逐渐减轻甚至消失。应当注意的是有严重胃肠功能紊乱、慢性腹泻、慢性胰腺炎、恶性肿瘤、严重肾功能障碍者禁用阿卡波糖，妊娠、哺乳期妇女也不宜使用。单用阿卡波糖不会引起低血糖，但如果与磺脲类降糖药或胰岛素合用时，仍然可能发生低血糖，这是临床中应当特别注意的。

（4）胰岛素增敏剂

胰岛素增敏剂为噻唑烷二酮类，又称格列酮类，作用机制为减轻外周组织对胰岛素的抵抗，减少肝中糖异生作用等。主要药物有罗格列酮和吡格列酮等。

吡格列酮

吡格列酮为高选择性过氧化物酶体增殖激活受体γ的激动剂，通过提高外周和肝脏的胰岛素敏感性而控制血糖水平。对于2型糖尿病患者，吡格列酮可与饮食控制和体育锻炼联合以改善血糖控制。

吡格列酮可单独使用，当饮食控制、体育锻炼和单药治疗不能满意控制血糖时，它也可与磺脲类、二甲双胍或胰岛素合用。吡格列酮应每日服用 1 次，服药与进食无关。糖尿病治疗应个体化，治疗反应用糖化血红蛋白评价更理想，除非血糖控制变差，患者的吡格列酮治疗应足够长（3 个月），以评价糖化血红蛋白的改变。

单用饮食控制和体育锻炼不足以控制血糖时，可进行吡格列酮单药治疗。初始剂量可为每次 15 毫克或 30 毫克，每日 1 次。如对初始剂量的反应不佳，可加量，直至每次 45 毫克，每日 1 次。

如患者对单药治疗反应不佳，应考虑联合用药。吡格列酮与磺脲类药物合用时，吡格列酮初始剂量可为每次 15 毫克或 30 毫克，每日 1 次，开始吡格列酮治疗时，磺脲类药物剂量可维持不变，当病人发生低血糖时，应减少磺脲用量。

吡格列酮与二甲双胍合用时，吡格列酮初始剂量可为每次 15 毫克或 30 毫克，每日 1 次，开始吡格列酮治疗时，二甲双胍的剂量可维持不变，一般而言，与二甲双胍合用时，二甲双胍无须降低剂量也不会引起低血糖。

吡格列酮与胰岛素合用时，吡格列酮初始剂量可为每次 15 毫克或 30 毫克，每日 1 次，开始吡格列酮治疗时，胰岛素用量可维持不变。对于联用吡格列酮和胰岛素的病人，当出现低血糖或血浆葡萄糖浓度低至 100 毫克/分升以下时，可降低胰岛素用量 10% ~ 25%，进一步根据血糖结果进行个体化调整。

应当注意的是，吡格列酮禁用于对此产品或其他任何成分过敏的患者，吡格列酮不适用于治疗 1 型糖尿病及其引起的酮症酸中毒。

六、首次确诊的 2 型糖尿病患者怎样选择口服降血糖药？

咨询：我今年 47 岁，是个农民，昨天刚确诊患有糖尿病，医生说我的情况属于 2 型糖尿病，可服用二甲双胍治疗，我知道治疗糖尿病的药物有很多，想了解一些有关糖尿病用药方面的知识,麻烦您给我讲一讲**首次确诊的 2 型糖尿病患者怎样选择口服降血糖药?**

解答:治疗糖尿病的药物有很多,人们一旦确诊为糖尿病,都会面临着是否需要立即服药以及如何选用降血糖药的问题。2 型糖尿病是糖尿病最常见的一种类型,在我国,90%以上的糖尿病都为 2 型糖尿病。通常情况下,若 2 型糖尿病患者首次确诊时有典型的多饮、多尿及体重减轻的症状,且血糖明显高于正常水平(空腹血糖 >11.1 毫摩尔/升),立即开始使用口服降血糖药,同时配合饮食控制和运动锻炼。

若患者首次确诊后没有症状或症状很轻者,可先进行单纯饮食治疗 1 个月,此时医护人员应对患者进行健康教育,使患者了解糖尿病的基本知识及饮食控制的重要性,能自觉地与医生配合。此段时间可配合适当的运动锻炼,尤其是肥胖患者更应以运动减轻体重。若经过采取上述措施血糖得到很好的控制,可暂时不用药物,若血糖仍高,可根据具体情况按下列要求选择口服降血糖药。

(1)非肥胖型 2 型糖尿病患者　若空腹血糖仍高于正常,可开始给予磺脲类药物治疗。初次剂量应根据有无症状及血糖情况确定。若无糖尿病症状,空腹血糖 <11.1 毫摩尔/升,初次剂量为格列本脲每日 1.25 毫克,或格列齐特每日 40 毫克,或格列吡嗪控释片每日 5 毫克,或格列美脲每日 2 毫克;若无糖尿病症状,而空腹血糖 >11.1 毫摩尔/升,上述药物剂量应加倍,但需根据血糖监测结果调整给药剂量,如为老年患者,上述药物慎用或剂量酌减。若有典型的糖尿病症状,且血糖 >13.9 毫摩尔/升时,应选用降糖作用强的药物且剂量要增加,如格列本脲每日 7.5 ~ 15 毫克,或格列美脲每日 4 毫克,当然临床中须根据用药后的具体情况灵活增减用药量。

(2)肥胖型的 2 型糖尿病患者　若空腹血糖 >11.1 毫摩尔/升,可开始服用双胍类降糖药或 α - 葡萄糖苷酶抑制剂,药物用量宜从最小剂量开始服用,经治疗 2 周空腹血糖仍 >11.1 毫摩尔／升者,可加服磺脲类降糖药;若空腹血糖 >16.7 毫摩尔／升,给予磺脲类和双胍类(或 α - 葡萄糖苷酶抑制剂)药物联合应用,用药 7~10 天,若血糖下降不显著,则上述药物剂量加倍应用。

2 型糖尿病的治疗,要综合考虑患者的血糖水平、年龄、体重、糖尿病并发症状况、生活习惯、工作安排以及经济状况等,尽可能达到个体化要求,以增加患者的依从性,保证患者很好的治疗效果。糖尿病治疗的目的是控制代谢紊乱,减轻症状,使血糖降至正常或接近正常水平,防治急慢性并发症,提高患者的生活质量,使之能正常生活和工作。对于初诊为 2 型糖尿病的患者,应从血糖水平及病情特点 2 方面考虑降糖药物的选择。

从血糖水平来说,初诊空腹血糖 <11.1 毫摩尔／升,餐后 2 小时血糖 <16.7 毫摩尔／升,如在有效的生活方式治疗、干预的同时,肥胖患者首选二甲双胍治疗,非肥胖患者首选磺脲类药物治疗。无论是饮食和运动治疗,空腹血糖 >11.1 毫摩尔／升,表明胰岛素分泌不定,应立即应用口服降糖药物。如果初始治疗时空腹血糖 >13.9 毫摩尔／升、随机血糖 >16.7 毫摩尔／升,可短期使用胰岛素治疗。空腹血糖 >16.7 毫摩尔／升,表明胰岛素分泌不足,应用胰岛素强化治疗。

从病情特点来讲,空腹和餐后血糖均升高,治疗开始即可联合 2 种作用机制不同的口服药物,其中一种最好为二甲双胍,并应注意同一种类药物不能联用,联用药物最好不超过 3 种。用药需从少量、单次开始,再根据血糖监测结果和病情需要,逐渐调整药量及给药次数,做到平稳控制血糖。

七、口服降糖药物有哪些联合应用方案?

咨询:我患有糖尿病,由于单独服用二甲双胍效果不太满意,现在是与吡格列酮联合应用,我们单位的老孙,也患有糖尿病,他用的降糖药是二甲双胍与瑞格列奈,听说口服降糖药物有多种联合应用方案,我想了解一下,请问**口服降糖**

药物有哪些联合应用方案?

解答:正像您听说的那样,口服降糖药物确实有多种联合应用方案。当单用某一种口服降糖药血糖不能达到满意控制时,则需要联合用药。合理的联合用药方案不仅能使血糖达标,还可相互抵消药物的不良反应,避免单用药物至最大剂量带来的诸多严重不良反应。以下是临床中口服降糖药物常用的联合应用方案。

(1)磺脲类 + 双胍类　　为临床最常用的联合方案。2 型糖尿病患者均存在不同程度的胰岛素分泌不足和(或)胰岛素抵抗,非肥胖患者联合应用双胍类药物,可增加胰岛素作用靶组织对葡萄糖的摄取和利用,以抑制肝糖原的分解及糖异生,提高胰岛素的敏感性,抵消磺脲类药物的增重作用。而肥胖者单用双胍类药物,血糖控制不佳时也可联用磺脲类药物,以增强疗效。当使用磺脲类药物失效时,加用双胍类药物,可使 1/2 ~ 1/3 的患者在数年内的血糖控制尚满意。

(2)磺脲类 + α - 葡萄糖苷酶抑制剂　　两者联用可改善胰岛 B 细胞的功能。许多大型临床研究证实,餐后高血糖与大血管并发症相关,当单用磺脲类药物不能有效控制餐后血糖时,应考虑加用 α - 葡萄糖苷酶抑制剂,使餐后血糖高峰降低及延迟。α - 葡萄糖苷酶抑制剂能持续抑制餐后高血糖而降低胰岛素的需要量,故可减少联用的磺脲类药物剂量,且该类药不增加体重。

(3)双胍类 + α - 葡萄糖苷酶抑制剂　　这一方案比较适合肥胖的糖尿病患者,除了减轻体重以外,可以改善胰岛素抵抗,但应注意这样联用可能会使胃肠道不良反应出现的概率增加。

(4)磺脲类 + 噻唑烷二酮类　　磺脲类药物的长期应用往往会导致药物的继发失效,可能由于其持续地刺激胰岛素分泌而加重高胰岛素血症及胰岛素抵抗,也可能是 B 细胞功能进一步恶化及磺脲类受体下调所致,在长期单用药剂量较大时容易发生。噻唑烷二酮类药物可减少内源性胰岛素的需要量,增加胰岛素的敏感性,联合用药可明显改善磺脲类药物失效患者的血糖控制,还可明显降低患者血浆胰岛素水平。对有高胰岛素血症的患者,使其胰岛素水平下降尤为明显。但在联合使用时,要注意可能会出现低血糖,应减少磺脲类药物的剂量。

(5)双胍类 + 噻唑烷二酮类　　二者均有胰岛素增敏剂的作用,但作用的靶点不同,单独应用时降糖作用较弱,联合应用于中度肥胖伴明显胰岛素抵抗且有轻中度血糖升高的患者,其胰岛素敏感性亦有提高,可使糖化血红蛋白进一步降低。

(6)格列奈类 + 双胍类　　服用格列奈类可模拟生理性胰岛素急性时相分泌,对就餐时的血糖波动有更明显的降低作用,而双胍类药物则对空腹血糖水平作用更大,二者联用更有利于餐后血糖的控制,且对体重无影响,发生低血糖事件比磺脲类与双胍类药物联合应用时少。

(7)噻唑烷二酮类 + α - 葡萄糖苷酶抑制剂　　噻唑烷二酮类增加机体对胰岛素的敏感性,减少对自身分泌胰岛素的需要量,α - 葡萄糖苷酶抑制剂降低了餐后血糖,减少餐后自身分泌胰岛素的需要量,二者联合使用有协同作用。

(8)噻唑烷二酮类 + 格列奈类　　噻唑烷二酮类药物因与格列奈类药物作用机制不同,也可联合应用。

八、哪些药物影响降糖药物的疗效?

咨询:我患有糖尿病,一直坚持服用降糖药物治疗,血糖控制的比较理想,不幸的是最近又查出我患有肺结核,呼吸内科的医生又给我开了抗结核药物,听说有些药物不能同时服用,有些还影响降糖药物的疗效,我不太放心,请问**哪些药物影响降糖药物的疗效?**

解答:确实像您所听说的那样,有些药物是不能同时服用的,有些药物还会影响降糖药物的疗效。您想了解一下哪些药物影响降糖药物的疗效,下面给您简单介绍一下,希望对您有所帮助。

(1)抗生素　　如四环素、土霉素、庆大霉素等,这些药物与苯乙双胍(降糖灵)同用,可使患者的器官、组织和细胞不能进行正常的分泌和利用葡萄糖,产生较多的乳酸,使患者发生乳酸性酸中毒。

(2)利尿药　　如氢氯噻嗪(双氢克尿噻)、呋噻米(速尿)、依他尼酸(利尿酸)等,都能抑制胰岛 B 细胞分泌胰岛素,使甲苯磺丁脲无法发挥降糖作用,导致血糖升高,少数患者甚至会发生糖尿病性昏迷。

(3)抗凝药　　如双香豆素、华法林可延长甲苯磺丁脲的半衰期,并抑制其代谢,导致患者出现低血糖。

(4)抗结核药　　如异烟肼、利福平、吡嗪酰胺等药物,都能使肝脏分泌较多的酶,导致甲苯磺丁脲代谢加速,排泄增加。因此,降血糖药与抗结核药物同用时,其降血糖作用大为降低,不但不能降低血糖,还会使病情进一步恶化。

(5)胃肠解痉药　　如颠茄、阿托品、溴丙胺太林(普鲁本辛)等,这些药物都是同一类抗胆碱药物,且具有阻断胆碱能受体、减少胰岛 B 细胞分泌胰岛素的作用,故能减弱磺脲类降糖药刺激 B 细胞分泌胰岛素的功能,使老年糖尿病患者的血糖难以达标。

(6)喹诺酮类药物　　研究发现,短期使用加替沙星可以刺激胰腺中的胰岛 B 细胞释放胰岛素,引起低血糖,但长期使用会损害胰岛 B 细胞,导致胰岛素生成和释放明显降低,引起高血糖。喹诺酮类药物如加替沙星,既可导致血糖降低,又可导致血糖升高,故不建议糖尿病患者应用,如必须使用,应严密监测血糖。

(7)肾上腺皮质激素　　肾上腺皮质激素中的糖皮质激素,如醋酸可的松、氢化可的松、泼尼松和地塞米松等,这些药物虽能增强肝糖原的合成,但也会大大减少器官、组织和细胞对葡萄糖的分解、利用,结果使糖尿病患者的血糖升高。

（8）其他　　肾上腺素、去甲肾上腺素以及儿茶酚胺，这3种药都能增加肝糖原的分解，可使患者血糖升高而减弱降血糖药的作用。

需要说明的是，在所有治疗糖尿病的降血糖药物的说明书中，都介绍有药物的相互作用，仔细阅读药物说明书，了解药物的相互作用，对做到合理用药大有好处。

九、肝病患者使用降糖药应注意什么？

咨询:我患糖尿病已5年，一直坚持服用消渴丸治疗，血糖控制的比较满意，去年10月单位体检又查出我患有乙型肝炎，肝脏的形态大小以及肝功能尚属正常，之后医生让我改为注射胰岛素，但血糖控制的不够理想，我想知道**肝病患者使用降糖药应注意什么？**

解答:在众多的肝病患者中，乙型肝炎最为常见，您所要问的问题是肝病伴有糖尿病的患者都十分关心的问题，肝病伴有糖尿病时应该怎样用药才合理，这里给您简单介绍一下，希望能对您有所帮助。

肝病患者的高血糖有2种情况，一种是因为肝脏功能损害，肝糖原储备减少，加之体内升高血糖的胰高糖激素在肝脏灭活减弱，致使30%～80%的肝病患者糖耐量减退（即餐后血糖增高，但未超过11.1毫摩尔/升），甚至空腹血糖也偏高，医学上称之为"肝源性糖尿病"，其治疗以保肝、改善肝功能为主；另一种情况是既有慢性肝病，又患有真性糖尿病。

您的情况是先有糖尿病，之后又查出患有乙型肝炎，但肝脏的形态大小以及肝功能尚属正常，可按糖尿病的病情决定降糖药物的选择，不必配合使用保肝、改善肝功能的药物，若血糖轻至中度增高，仍可选用目前常用的口服降糖药，但宜首选对肝脏极少有损害的促进胰岛素分泌剂，如格列喹酮、格列美脲、格列吡嗪中的任意一种，也可加用小至中量的二甲双胍或噻唑烷二酮类药如环格列酮、恩格列酮或曲格列酮（任选一种），但须严格定期进行肝功能检查，尤其在用药的头 2 个月,若血清转氨酶未见升高而又有降糖效果,可继续服用,反之若肝病患者用中等量的口服降糖药无效,主张注射胰岛素,若肝功能出现异常,还应注意配合使用保肝、改善肝功能的药物。至于您注射胰岛素血糖控制的不够理想,需要根据全天血糖谱的变化请专科医生指导选择合适的剂型、合适的时间,更改恰当的剂量。例如,仅空腹血糖增高就宜取中效人胰岛素在睡前或晚餐前适当增加点剂量;如果仅餐后或白天血糖增高就宜取短/中效预混胰岛素,早餐前 30 分钟皮下注射。需要强调的是,肝病合并糖尿病要重视科学的综合治疗,做到保肝降糖有机结合,在饮食上主食(糖类)及蛋白质宜适当放宽,脂肪饮食要适当限制,同时注射胰岛素要严防低血糖等。

十、糖尿病性肾病患者怎样选择降糖药？

咨询:我患糖尿病已多年,一直坚持服药治疗,不知为什么,近来总感觉腰酸、身体困乏,以为是身体虚弱,没放在心上,昨天在爱人的催促下去了医院,经检查医生说是糖尿病性肾病,并说以后选用降糖药应当注意了,请问**糖尿病性肾病患者怎样选择降糖药?**

解答:糖尿病性肾病就是糖尿病引起的肾损害,糖尿病性肾病是糖尿病严重的并发症之一,也是导致糖尿病患者早死亡的重要原因。糖尿病性肾病在病情发展时,糖代谢往往变得不稳定,易发生高血糖和低血糖。因此,晚期糖尿病性肾病患者在选择降糖药时就应特别注意,其中以下一些问题应特别重视:

(1)肾功能不全时,肾脏对胰岛素的灭活能力降低,胰岛素需要量减少,因此要注意随时调整胰岛素剂量,防止发生低血糖。

(2)多数口服降糖药由肾脏排泄,肾功能不全时,双胍类药物可致乳酸在体内蓄积,引起致死性乳酸中毒,不宜使用。氯磺丙脲不经代谢从肾脏排泄及格列本脲在体内半衰期长,可引起严重低血糖,应避免使用。格列齐特主要经肾脏排泄,糖尿病性肾病患者不宜应用。

（3）格列喹酮为第二代磺脲类降糖药,其代谢产物95%从胆道经肠随粪便排出,仅5%从肾脏排出,是糖尿病性肾病患者首选药物,即使肾小球滤过率＜60毫升/分钟者亦可使用,但肾小球滤过率＜30毫升/分钟者应停止一切口服降糖药,改用胰岛素治疗。

（4）α-葡萄糖苷酶抑制剂通过肠道发挥作用,极微量吸收入血,几乎不经过肾脏排泄,可用于早期糖尿病性肾病患者。格列奈类,特别是瑞格列奈主要在肝脏代谢（92%）,经胆汁排泄,可用于轻、中度肾功能不全的糖尿病患者。

（5）晚期糖尿病性肾病的肾糖阈明显提高,故在调整胰岛素和降糖药剂量时,不能以尿糖结果为依据进行加减药物,而应以血糖结果为依据。

（6）晚期糖尿病性肾病患者容易发生高渗性昏迷和酮症酸中毒昏迷,因此在使用口服降糖药时要谨慎,最好采用胰岛素治疗。

十一、胰岛素治疗是怎么回事？胰岛素的使用原则是什么?

咨询:我今年58岁,患糖尿病已近10年,一直服用降糖药,血糖控制的还算满意,不知什么原因,近半年来血糖居高不下,几次更换降糖药仍难奏效,今天到医院就诊,医生让我用胰岛素治疗,我想了解一下**胰岛素治疗是怎么回事? 胰岛素的使用原则是什么?**

解答:胰岛素治疗就是在病情需要时,医生给糖尿病患者补充药用胰岛素,从而控制糖尿病的病情发展。胰岛素作为一种特殊的药物,在糖尿病治疗中起着举足轻重的作用,对于1型糖尿病和口服降糖药效果不佳的2型糖尿病患者,胰岛素治疗的作用是不可替代的。

由于糖尿病患者存在着明显的个体差异,以及每位患者胰岛功能受损的程度及所受的各种体内、体外影响的因素不同,糖尿病患者的胰岛素治疗一直是个十分复杂的问题,临床中无统一固定的治疗方案可循。胰岛素的治疗方案很多,但无论哪一种方案,都应遵循以下原则:

（1）严格掌握胰岛素治疗的适应证，在医生的指导下正确应用胰岛素。

（2）必须熟悉各种剂型胰岛素的作用特点。

（3）胰岛素治疗的剂量，必须依据糖尿病患者的具体病情（糖尿病类型、血糖水平、饮食情况、运动量、劳动强度、有无并发症及应激状况等）而定。强调个体化，强调因人而异，因病而定，灵活掌握。

（4）初用胰岛素时，无论何种类型糖尿病，一律采用短效胰岛素，每日 3～4 次，皮下注射。在确定每日所需剂量后，方可改为短效加长效胰岛素，或短效加中效胰岛素混合注射。

（5）糖尿病患者在合并急性并发症（如酮症酸中毒、高渗性昏迷、乳酸中毒等）及严重应激状况（如重度感染、急性心肌梗死、脑梗死、外伤和大手术等）时，应采用短效胰岛素治疗。

（6）初用胰岛素，均应从小剂量开始，然后参照血糖浓度，每 3～5 日调整剂量 1 次，直到控制血糖在满意水平。在维持治疗量阶段，如发现血糖升高，或低于正常，首先应消除诱因，不可盲目增减胰岛素剂量，以防血糖大幅度波动。

（7）在应用胰岛素治疗期间，不可随意自行中断胰岛素治疗。2 型糖尿病在全天胰岛素剂量小于 20 单位仍能满意控制血糖下，方可考虑换用口服降糖药。

（8）在胰岛素治疗期间，要求糖尿病患者必须保持固定的餐饮、进餐时间、饮食量及运动量。要求患者做好血糖监测，并做好记录，以便于胰岛素剂量的调整。

（9）1 型糖尿病，尤其是消瘦者，对胰岛素比较敏感，有时胰岛素剂量增减 1～2 单位即可引起血糖较大的波动。此时除考虑调整胰岛素的剂量、剂型、注射时间和部位外，尚需注意餐饮、进餐时间及饮食量的调整。

（10）2 型糖尿病患者在应用胰岛素治疗时，必须严格控制饮食，增加活动量，避免增重。

临床中有相当一部分糖尿病患者惧怕使用胰岛素,其原因主要有以下 3 个方面:一是以为只要用上胰岛素就说明自己病情加重了;二是认为使用上胰岛素就会形成依赖,离不开,也撤不下来了;三是害怕发生低血糖等不良反应。其实这些担忧完全没有必要,糖尿病患者不必惧怕使用胰岛素。

使用胰岛素本身不仅和病情的严重程度有关系,还和糖尿病的类型、患者的年龄等多种因素有关系。比如一位病情不太重的 1 型糖尿病患者可能就需要使用胰岛素,而一位病情严重得多的 2 型糖尿病患者可以用改变不良生活方式和口服降糖药治疗很好地控制血糖,没有必要使用胰岛素。

至于害怕会对胰岛素形成依赖,这也是一种不必要的顾虑。很多情况下医生会建议患者使用胰岛素,先让他体内的胰腺得到休息,尽量保护胰岛腺的有限功能,等血糖稳定后,便可以停掉胰岛素而改用口服降糖药。再说,即便终生使用胰岛素也可以有很好的生活质量。许许多多坚持终生使用胰岛素的糖尿病患者不仅有正常的生活和工作,还可以长寿呢。

对低血糖等不良反应也大可不必惧怕,低血糖的发生毕竟较少见,只要掌握了正确使用胰岛素的方法,就可避免低血糖的发生,万一发生了低血糖,也很容易解除。由上可以看出我们不必惧怕使用胰岛素,关键是正确、得法。

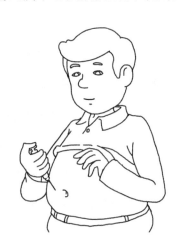

十二、哪些糖尿病患者适合使用胰岛素治疗？

咨询:我患糖尿病已十多年,刚开始服用二甲双胍,血糖控制的很好,后来就不理想了,之又加服了格列齐特,现在吃以上2种药血糖仍较高,医生建议我改用胰岛素,每天注射胰岛素岂不太麻烦了,我现在有很多顾虑,请问**哪些糖尿病患者适合使用胰岛素治疗?**

解答:临床中确实经常遇到糖尿病患者像您一样,怕麻烦、有顾虑而不愿意使用胰岛素,其实这种想法是完全没有必要的。注射胰岛素是治疗糖尿病最有效的手段,有些糖尿病患者服用降糖药难以奏效,只有通过应用胰岛素才能控制病情。下面简单介绍一下胰岛素的适用范围:

(1)1型糖尿病是胰岛素的绝对适应证,并需要终生替代治疗。

(2)应用饮食、运动疗法和口服降糖药治疗血糖控制不满意,或口服磺脲类药物继发失效,以及口服降糖药有禁忌而不能耐受的2型糖尿病,最终需要用胰岛素作为联合治疗或替代治疗。

(3)糖尿病急性并发症,如糖尿病酮症酸中毒或非酮症性高渗昏迷、乳酸性酸中毒,都必须用胰岛素治疗。

(4)2型糖尿病患者在严重感染、创伤、接受手术治疗、高热、急性心肌梗死、脑卒中等应激状态时,宜用胰岛素治疗,应激状态过后,可停用并改回原治疗方案。

(5)糖尿病伴有严重慢性并发症,如增殖性视网膜病变、严重神经病变、糖尿病肾病、心脏病变、严重的皮肤病、肝硬化、肝炎、重度脂肪肝等,宜应用胰岛素治疗。

(6)2型糖尿病合并肺结核、肿瘤等消耗性疾病,消瘦明显时,宜用胰岛素治疗。

(7)妊娠糖尿病和糖尿病妊娠期间为防止代谢紊乱,保证胎儿正常发育,需要使用胰岛素治疗。

（8）继发性糖尿病,如胰源性糖尿病、垂体生长激素瘤、库欣综合征或类固醇糖尿病等,宜应用胰岛素治疗。

（9）老年糖尿病患者营养不良、消瘦明显或难以分型的消瘦患者,宜用胰岛素治疗。

（10）2型糖尿病患者有重度外阴瘙痒,宜暂时用胰岛素治疗。

十三、胰岛素分为哪几类?

咨询:我是一名教师,今年53岁,患糖尿病已7年,一直服用格列齐特片,以前疗效尚可,因近来血糖居高不下,医生让我开始用预混胰岛素诺和灵30R,我的邻居张师傅也患有糖尿病,可他用的是中效胰岛素优泌林－N,我想请您介绍一下**胰岛素分为哪几类?**

解答:胰岛素的分类方法有很多,胰岛素按制剂来源不同可分为动物胰岛素和基因合成人胰岛素;按纯度由低到高可分为普通胰岛素、单峰胰岛素和单组分胰岛素。临床中通常按照起效快慢及作用维持时间不同将胰岛素分为短效、中效、长效以及预混胰岛素,熟悉不同剂型胰岛素的药效学特点,对于正确制定胰岛素治疗方案至关重要,下面给您简单介绍一下:

（1）短效胰岛素　　短效胰岛素也称正规胰岛素,国产的有上海和徐州产的普通胰岛素或中性胰岛素注射液,进口的有诺和灵－R和优泌林－R。皮下注射后0.5小时起效,作用高峰出现在注射后1~3小时(动物胰岛素为2~4小时),作用持续时间为5~7小时,主要用于控制餐后的高血糖。

（2）中效胰岛素　　中效胰岛素也称精蛋白锌胰岛素,进口的诺和灵－N和优泌林－N属此类。皮下注射后1.5小时起效,作用高峰出现在注射后6~10小时,作用持续时间为18~24小时,主要用于基础胰岛素的补充,控制空腹状态下的基础血糖。

（3）长效胰岛素　　上海和徐州产的鱼精蛋白锌胰岛素(简称 PZI)属此类。皮下注射后 3～4 小时起效,作用高峰出现在注射后 10～16 小时,作用持续时间为 28～36 小时,单独应用时主要用来补充基础胰岛素,临床上通常是将其与短效胰岛素按一定比例混合后使用。

（4）预混胰岛素　　预混胰岛素是短效胰岛素和中效胰岛素按不同比例的预混制剂,如诺和灵 30R、诺和灵 50R、优泌林 70/30。皮下注射后 30 分钟起效,作用高峰出现在 2～8 小时,作用维持达 24 小时,可用于控制基础及餐后血糖。

十四、应当怎样保存胰岛素？

咨询:我患糖尿病已多年,一直服用降血糖药,血糖控制的较为满意,前些天因脑卒中急诊住院,住院后医生改用注射胰岛素控制血糖,出院时医生让我继续注射胰岛素,我知道胰岛素并不是 1 次就用完的,每 1 支可供多次注射,我想知道**应当怎样保存胰岛素？**

解答:胰岛素是治疗糖尿病的有力武器,每一位注射胰岛素治疗的糖尿病患者或者家属,都会遇到胰岛素在家中怎样保存的问题,因为胰岛素并不是 1 次就用完的,每支可以供多次注射,那么到底怎样保存胰岛素才合适呢?

胰岛素制剂在高温环境下是易于分解而引起失效的,因此贮存时应避免受热及受阳光照射,且不能冰冻。在温度 30～50℃ 时,各种胰岛素都会部分失效,普通胰岛素于 18 个月后减效 50%,长效胰岛素(PZI)及中效胰岛素(NPH)减效 10%～15%;在 55～60℃ 时,各种胰岛素迅速失效。若将胰岛素冰冻后,就会变性,失去生物活性。因此胰岛素需保存在 10℃ 以下的冷藏器内,最好放在温度 2～8℃ 的冰箱格子中,可保持活性不变 2～3 年,即使已部分抽吸使用的胰岛素也是如此。假若没有冰箱,则可将胰岛素放在阴凉避光处,而不宜放在阳光下或温度较高(煮饭锅旁及电视机上)的地方,以防失效。

糖尿病患者旅行出差时胰岛素应随身携带,而不要放在旅行袋等行李中,更不能放在托运的行李中。如果旅行不超过 1 个月,也可不放于冰箱,但应避免药瓶暴露于阳光下,也不可置于高温、温度过低等特殊场合,且存放的时间不宜过久,当住在宾馆等有条件提供冰箱的地方时,建议储存在冰箱内为宜。

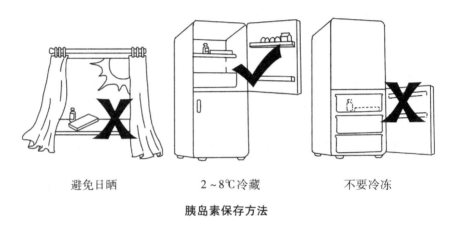

避免日晒　　　　2~8℃冷藏　　　　不要冷冻

胰岛素保存方法

十五、如何根据血糖变化来调整胰岛素的剂量?

咨询:我患糖尿病已十多年,一直服用降糖药治疗,因近段时间口渴、多饮等症状又加重,复查血糖明显高于正常,医生建议停用降糖药,改为注射胰岛素,听说胰岛素的用量是要根据血糖的变化情况进行调整的,请您告诉我**如何根据血糖变化来调整胰岛素的剂量?**

解答:您所问的这个问题对正在使用胰岛素治疗的糖尿病患者来说,是非常重要的。胰腺调整剂量总的原则是:

对于 1 型糖尿病患者,以体重计其所需的胰岛素剂量,平均为 0.7~0.8 单位/(千克·天),青春期所需剂量可增加到 1.2~1.4 单位/(千克·天),青春期过后剂量又需减至青春期前的水平。由于个体差异很大,初始剂量可按 0.4~0.5 单位/(千克·天)给予,治疗 2~3 天后根据血糖监测结果再作调整。剂量调整不要太过频繁,一般 3~5 天调整 1 次,每次以增加 2~4 单位为宜,直至达到血糖控制目标为止。

对于 2 型糖尿病患者，由于存在不同程度的内源性胰岛素分泌和不同程度的胰岛素抵抗，所需胰岛素剂量的个体差异更大，很难给出平均剂量值，治疗均需从小剂量开始，逐步增加剂量，用单剂注射者，以体重计推荐起始剂量为 0.4 单位/千克，一般选中效制剂于早餐前皮下注射，亦可在睡前给药，每次剂量增减不超过 4 单位。老年或虚弱的患者以体重计初始剂量应减至 0.2 ~ 0.3 单位/千克，每次增减以 2 单位为宜。

下面介绍胰岛素调整剂量的一些具体措施：在住院期间，主要是根据毛细血管微量血糖来调整胰岛素的剂量，一般根据上午尿糖及早餐后血糖调整早餐前短效胰岛素的用量，根据下午尿糖及午餐后血糖调整午餐前短效胰岛素用量，根据黄昏尿糖及晚餐后血糖调整晚餐前短效胰岛素用量，根据夜间尿糖及空腹血糖调整晚餐前或睡前中效胰岛素用量及晚餐前长效胰岛素的用量。通常每隔 2 ~ 3 天调整 1 次胰岛素的用量，如尿糖阳性、血糖增高，相应胰岛素剂量增加 2 ~ 4 单位，反之则减少 2 ~ 4 单位，直到取得血糖的良好控制。但须注意，在肾糖阈有改变的患者，如老人、妊娠妇女、肾病患者等，不能根据尿糖结果调整胰岛素用量，有条件应尽量采用微量血糖仪监测血糖，其中根据 4 次尿糖定性调整只适用于无条件测血糖且肾糖阈正常的患者。

十六、怎样选择注射胰岛素的部位和恰当的注射操作方法？

咨询：我今年 57 岁，患者糖尿病已十多年，一直服用降糖药治疗，因近段时间血糖控制不够满意，医生建议我改为注射胰岛素，听病友说注射胰岛素必须选取正确的注射部位和使用恰当的注射方法，我想知道**怎样选择注射胰岛素的部位和恰当的注射操作方法？**

解答：确实像您的病友所说的那样，注射胰岛素必须选取正确的注射部位和使用恰当的注射方法，方能取得满意的疗效，避免不良反应发生。

注射胰岛素常用的部位有上臂外侧、腹部肚脐周围、大腿外侧以及臀部外上侧,患者可以将每个注射部分再分成若干个注射区(约2平方厘米),每次在各个区有规律地轮换注射,不固定,但不要搞混了。各注射部位对胰岛素吸收的快慢不同,一般为腹部肚脐周围 > 上臂外侧 > 大腿外侧 > 臀部外上侧。如果患者偶尔有吃饭提前,最好选择腹部肚脐周围注射;如果发生吃饭时间推迟,则最好选择臀部外上侧注射。

注射部位选取后,还应注意采用恰当的注射操作方法,如果不能正确操作,注射胰岛素的剂量就会不准确,治疗效果也会因此而受到影响,注射量过多,会出现低血糖,注射量不够,血糖就会升高。操作时准备好注射器、胰岛素、消毒用的酒精棉球,用肥皂洗净双手,将适量的药液吸入注射器,用酒精棉球消毒注射部位的皮肤,之后一手捏起局部组织和皮肤,另一手将注射针垂直或成45度角刺进皮肤,刺进的深度应保证胰岛素注射在人体皮肤下面的脂肪内,接着推动注射器的活塞柄注入胰岛素药液,停留10～20秒后,再一手拔出针头,另一手以棉球压住注射部位的皮肤片刻,以防药液流出,注意切勿挤揉注射部位。

应当注意的是,应严格按照无菌操作规程,以避免因注射胰岛素引起的感染发生;1～2周内应在同一注射区域的不同注射点轮流注射,不要频繁更换注射区域;每次注射应选择新的注射点,不要距离肚脐5厘米以外的区域注射;避免在皮下已经形成瘀血的部位再进行注射,若发现注射部位皮下有肿块、硬结、皮色改变、表皮凹陷或疼痛,立即停止该部位注射,并咨询医务人员。

另外,注射胰岛素要注意避免引发低血糖,糖尿病患者在采取注射胰岛素治疗时,应注意采取以下预防措施:①饮食保持固定的餐次、进餐时间、进餐量;②当感觉异常即进行血糖监测;③运动必须有规律性,注意运动强度,并随身携带饼干、糖果以备低血糖时食用;④采用胰岛素专用注射器,确保剂量准确;⑤正确选择胰岛素注射部位,2周内不要在同一部位重复注射,并避免进针过深;⑥不随意用其他药物,如病情需要也应在专科医生的指导下使用。

十七、什么是胰岛素泵？应用胰岛素泵的适应证有哪些？

咨询:我今年55岁,患糖尿病已多年,近2年来更换了多种降糖药,也没能很好地控制血糖,即使注射胰岛素治疗血糖还是忽高忽低,经进一步检查,医生说我的胰岛分泌功能很差,建议我使用胰岛素泵,请问**什么是胰岛素泵？应用胰岛素泵的适应证有哪些?**

解答:现在有相当一部分糖尿病老病号在佩带胰岛素泵进行治疗,下面我给您介绍一下胰岛素泵的原理、优点和适应证。

胰岛素泵又称为"人工胰腺",它分为泵主机、储药器和输注导管3部分,泵主机大小如BP机,可以挂在腰间,通过一根细细的输注导管将胰岛素输注到腹部皮下。胰岛素泵可以24小时连续输注,能模拟正常人体胰腺的功能,它的工作原理是模拟人体的生理方式,以基础量输注来满足人体未进餐状态下的生理分泌,以进餐前输注餐前量来平稳就餐引起的血糖升高等,无论从何种角度来看,胰岛素泵的治疗更符合人体日常生理生活的需要,所以可以代替常规胰岛素注射。

胰岛素泵设定好程序后,可在24小时内连续不断地注射微量的短效或超短效胰岛素。比如进餐前、吃零食或水果时则可增加胰岛素的释放,模拟进餐时人体的胰岛素分泌,如同一个正常的胰腺,使您的血糖尽可能地控制在正常范围内。由于中长效胰岛素的吸收不太稳定,常规注射的吸收差异可达52%,因此大多数使用常规注射胰岛素的糖尿病患者无法很好地控制血糖,而胰岛素泵使用短效胰岛素,吸收可以预计,吸收差异小于3%,是一种更好的选择。

佩带胰岛素泵有以下5大优点:①可以将血糖控制得更平稳;②可使并发症发生的危险性降低56%～76%;③输注的剂量精确,可减少严重低血糖的发生;④日常生活自由化;⑤大大推迟并发症的发生,延长患者的寿命。

胰岛素泵适用于大多数糖尿病患者,以下情况尤其适用:①1型糖尿病患者;②血糖控制不佳或使用胰岛素的 2 型糖尿病患者;③经常出现低血糖的糖尿病患者;④有糖尿病的择期手术患者;⑤妊娠糖尿病患者;⑥糖尿病有胃轻瘫的患者;⑦生活不规律的糖尿病患者;⑧胰腺切除的患者。

十八、胰岛素治疗会出现哪些不良反应?

咨询:我患糖尿病已 7 年,一直服用降糖药,由于近来血糖波动明显,于 1 周前开始改为注射胰岛素,注射胰岛素后血糖控制的比较满意,但又出现了下肢水肿,医生说这是胰岛素的不良反应,听说胰岛素的不良反应较多,请问**胰岛素治疗会出现哪些不良反应?**

解答:这里首先告诉您,胰岛素治疗虽然是一种很好的治疗糖尿病的手段,但确实也会产生一些不良反应。胰岛素治疗的不良反应主要有低血糖反应、胰岛素过敏反应、胰岛素水肿、视物不清楚、胰岛素注射引起的局部反应以及体重增加等,您出现的下肢水肿即是胰岛素治疗的不良反应之一。

(1)低血糖反应 低血糖反应是胰岛素治疗中最常见的副作用,比口服降糖药治疗更容易发生,可能引起低血糖反应的原因有注射胰岛素剂量过大、注射胰岛素后进食过少或进食时间延迟了、注射胰岛素期间运动量过大、注射胰岛素期间过量或空腹饮酒、发生慢性腹泻期间注射胰岛素以及肝、肾功能不好的患者使用胰岛素等。

(2)胰岛素过敏反应 胰岛素过敏反应通常表明为注射部位的皮肤瘙痒、红斑、皮疹、皮下硬结等,过敏状态是由胰岛素中的杂质引起的。

(3)胰岛素水肿 高剂量的胰岛素注射偶尔会引起外周组织水肿,多发生于胰岛素治疗初期,可以出现不同程度、不同部位的水肿,但随着胰岛素使用时间的延长,可自行消失。

(4)视物不清楚 由于胰岛素治疗后血糖快速下降,会导致患者的眼内发生变化,引起患者视物不清楚,这也是注射胰岛素应当注意的。

（5）胰岛素注射引起的局部反应　　胰岛素注射引起的局部反应主要有皮下脂肪组织萎缩和注射部位感染,严格按操作规程进行注射,注意无菌操作,可以避免或减少其局部反应的发生。

（6）体重增加　　体重增加也是胰岛素治疗中可能发生的一个问题,为防止发生肥胖,需要限制一天总的进食量,以及适当增加运动,这样可以在降低血糖的同时,又不引起体重的增加。

十九、长期注射胰岛素是否会引起胰岛素抵抗？出现胰岛素抵抗怎么办?

咨询:我今年60岁,是个糖尿病老病号,刚患糖尿病时是用降糖药治疗,由于病情控制得不好,之后开始采用注射胰岛素的方法,有人说长期注射胰岛素会引起胰岛素抵抗,我很担心,我想知道**长期注射胰岛素是否会引起胰岛素抵抗？出现胰岛素抵抗怎么办?**

解答:长期注射胰岛素确实是有引起胰岛素抵抗的可能,不过您也不必担心,只要处理得当,并不影响糖尿病的治疗控制。

所谓胰岛素抵抗,是指需要用超常量的胰岛素才能引起正常量的反应,其实质就是胰岛素促进组织对葡萄糖的利用下降的现象,是2型糖尿病发生发展的根本原因,它贯穿于2型糖尿病患者的终身。

糖尿病患者在无酮症酸中毒、感染及其他内分泌疾病的情况下,成人胰岛素需要量大于每日1.5单位/千克体重或100～200单位/日,儿童大于每日2.5单位/千克体重,才能使高血糖得以控制,这种情况持续48小时以上,表明患者存在胰岛素抵抗,约有3/4发生在40岁以上的患者,2/3见于胰岛素治疗后第一年。

出现胰岛素抵抗的处理方法为:①更换胰岛素的剂型,可换用高纯度胰岛素或人胰岛素;②应用肾上腺糖皮质激素,对大多数有较高胰岛素抵抗水平的患者疗效较好,可用强的松 40～80 毫克/日或其他相当剂量的糖皮质激素,几日后胰岛素需要量会减少,有效后强的松可逐渐减至 5～10 毫克/日,作为维持量用至胰岛素减至最小量时停用,一般疗程 1～3 个月,如果 4 周内胰岛素抵抗未得以控制,须停用;③加服降糖药,磺脲类及双胍类药均可选用。

现代研究表明,用基因工程合成人胰岛素强化治疗 2 型糖尿病,可改善 2 型糖尿病患者的胰岛素抵抗和胰岛细胞功能。用动物胰岛素治疗,可能会诱导体内产生胰岛素抗体而引起胰岛素抵抗,以致胰岛素用量明显增加。此时只要更换为人胰岛素即可恢复胰岛素的使用。

第四章 糖尿病患者这样做疗效好（中医篇）

　　提起中医，大家会想到阴阳、五行、舌苔、脉象等，知道中医知识深奥难懂，对疾病的认识与西医截然不同。本章采取通俗易懂的语言，讲解了中医是怎样认识糖尿病的、中医通常将糖尿病分为几种证型及中医治疗糖尿病常用的方药、方法等，以便让大家了解一些中医防治糖尿病的知识，合理选择中医治疗糖尿病的药物和方法。

一、找中医看病需要注意哪些细节？

咨询：我患糖尿病多年，一直服用降糖药物，不知为什么近段时间总感觉心烦急躁、口干口苦，听说用中药调理效果不错，我想找中医看看，配合服用一段时间中药，病友说看中医与看西医不太一样，有很多要注意的地方，请问**找中医看病需要注意哪些细节？**

解答：中医诊治疾病与西医不同，讲究"望、闻、问、切"四诊，看中医与看西医的确不太一样，有不少讲究，有很多要注意的地方。找中医看病，除了通常所说的要带齐有关的证件（如医疗卡、身份证、农合本等），带着以前就诊的门诊病历、各种化验检查资料（如化验单、心电图报告单、彩超单等），以及注意空腹以便做各种检查外，还需要注意以下细节：

（1）当面就诊　　中医看病需"望、闻、问、切"，四诊合参，讲究个体化辨证治疗，绝不是说一两个症状或一个病名便可以处方用药的，只有经过全面的诊断和细致的辨证之后，处方用药才不至于有失，所以有病还是建议大家找当地有经验的医生当面诊治。打电话、发微信、通过网络找中医诊治疾病是不恰当的。

（2）不要化妆　　在"望、闻、问、切"四诊中，望诊是诊病的首要环节，它包括望精神状态、望面部气色、望舌苔、望舌质、望唇甲等诸多方面，对正确诊断疾病非常重要，所以看病时一定要让医生看到您的"本来面目"，在看病前不要擦胭脂、抹口红、画眼圈、涂指甲油等，以免掩盖病情。

（3）切莫轻易"动"舌头　　望舌是中医望诊的一个重要内容，医生希望能够看到病人真实的舌苔、舌色和舌质，有些病人早晨刷牙时用力用牙刷刮舌面，目的是想给医生看一个漂亮的舌头，恰恰因为这样会让病看不明白、不准确。

（4）不宜饭后就诊　　饭后不但脉象多洪缓，而且舌苔变薄，舌质变红，加上有些食物容易使舌苔变色，这样会导致医生诊断出现失误，所以不宜在饭后立即就诊,就诊最好在饭后 1 小时以上,通常选择在上午就诊,同时早晨也不要刷牙。

(5)不要做剧烈运动 切脉也是中医诊病的重要手段,就诊前应尽量保持心情平静,避免情绪急躁和剧烈运动等因素影响切诊。若饱食、饮酒、刚参加完运动、长途步行或爬楼梯后,则需休息一定时间,待脉搏平静后再让医生诊脉。

(6)不要吃容易染舌苔的食物或药物 望舌苔、望舌质是中医诊断疾病的重要一环,就诊前不要吃容易染舌苔的食物或药物,比如牛奶、豆浆等含脂肪多的食品容易使舌苔变得白腻,杨梅、乌梅、橄榄等容易使舌苔变黑,咖啡、橘子以及维生素 B_2 等可使舌苔变黄,就诊前刚进热饮可使舌质变红,这些都是应当注意的,如果您已经这样做了,一定要告知医生,否则会影响诊断。

(7)不要频繁更换医生 中医治疗疾病,取效较慢,很多疾病的治疗需要一定时间、一个过程,而频繁更换医生只会造成治疗的重复。一般的慢性疾病,如果治疗 1～2 个月后仍无明显效果,可以考虑另选大夫,但一定要将以往的病历或处方保存好,以便让医生了解您的治疗情况。

(8)不要沿用过去的处方或别人的处方 有些人认为,这次的病治好了,可以把处方留着,以备将来症状再次出现时使用,或者看到别人跟自己的病情类似,便将别人的处方拿来自己用,这是不正确的,也是极其不负责任的。中医在诊治疾病过程中,非常重视个体差异,患病的原因、时间、地点、表现不同,方药都会不同。除非医生允许,请不要沿用以前的处方,或他人的处方。

二、糖尿病哪些情况适合中药治疗?

咨询:我半年前查出患有糖尿病,一直服用二甲双胍治疗,虽然血糖得到了有效控制,但还是总感觉口干渴、吃的多容易饥饿,想配合中药调理一段时间,听说并不是所有的糖尿病患者都适合用中药治疗,我又有点犹豫,我想知道**糖**

尿病哪些情况适合中药治疗?

解答:中医治疗糖尿病有其优势,也有其不足,确实并不是所有的糖尿病患者都适合用中药治疗。通常认为,下列情况用中药治疗比较合适:

(1)对糖尿病前期进行干预 一部分糖耐量异常的患者会长期保持糖耐量异常,另一部分患者会逐渐恢复正常,还有一部分会逐渐发展成为糖尿病。我国每年有大约10%的糖耐量异常患者进展为糖尿病。糖耐量异常进展为糖尿病之前称为"糖尿病前期",虽然还不是糖尿病,但同样存在高血糖损害和慢性并发症逐渐发生的可能性。对这部分人群,在认真进行饮食管理和运动锻炼的基础上,使用中药调理,可以对血糖和血脂进行有效干预控制,以降低糖尿病的发生率。

(2)治疗轻、中度2型糖尿病 轻、中度2型糖尿病患者,尤其是血糖不太高的老年患者,在饮食和运动的基础上单纯应用中医药治疗,就可以将血糖控制在满意的范围。

(3)血糖控制良好但症状缓解不明显 有些经过综合治疗后血糖控制良好的患者,仍然存在一些症状,如口干又不想喝水、疲乏无力、体弱多汗等气阴两虚的表现,西医对此没有更好的治疗方法,这时可以充分发挥中医药的优势,采用益气养阴、滋补肝肾、清热利湿等方法对症治疗,可取得良好的疗效。

(4)协助降低血糖,减少西药的剂量 西药降糖的疗效肯定,但存在不同程度的不良反应,有些患者为了将血糖控制在合理的范围内,使用的西药剂量比较大,而长期大剂量地使用西药必然给身体带来一定的损害。这时如果配合中药治疗,在方药合理的情况下可以增强疗效,减少西药的使用剂量,避免或减少西药的不良反应,协助平稳降糖。

(5)预防和治疗早期慢性并发症 糖尿病慢性并发症常见有肾系疾病、眼底疾病和神经系统疾病等,发病机制尚未完全明了。目前西医还缺乏切实有效的防治措施,在综合治疗、血糖控制良好的基础上,配合中医辨证论治,可取得良好的效果。

大量临床研究证实,在西药治疗的基础上加用中药进行综合治疗,可以明显降低糖尿病并发症的发生率。如采用补肾固摄等方法治疗,可以使患者尿蛋白排出减少,保护肾功能,减少糖尿病肾病的发生率;在糖尿病视网膜病变早期采用补益肝肾、活血通脉等方法治疗,可以促进眼底出血渗出的吸收,提高患者的视力,延缓并发症发展;采用补益肝肾、舒筋通脉的方法治疗,能够明显缓解肢体凉、麻、痛等神经病变症状。

当然,对于 1 型糖尿病,由于患者自身没有或仅有极少量的胰岛素产生,完全依赖外源性胰岛素来维持正常的生理需要,一旦中止胰岛素治疗就会出现酮症酸中毒而危及生命,目前为止还没有发现哪一种中药能代替胰岛素的治疗,因此中医药并不适合于 1 型糖尿病单纯降血糖,但可以用于预防治疗并发症和缓解某些症状。2 型糖尿病出现严重的并发症后,建议以西医治疗为主,中医配合治疗,这个时候单纯采用中医药治疗,取效较慢,效果不明显,还可能延误治疗的时机。

西医西药在控制血糖方面起到了很大的作用,是治疗糖尿病的基础,但是也应当看到西医在糖尿病治疗领域的某些方面,尤其是慢性并发症的防治中存在一些不足,目前世界上还没有一种能根治糖尿病的药物,单一用药实难控制糖尿病的发展,而中医注重疾病的整体调治、非药物治疗和日常保健,有丰富多彩的治疗调养手段。采取中西医结合的方法,能综合中医、西医之长处,克服其各自的不足,较之单纯的中医或西医均有明显的优势,乃当今治疗糖尿病的首选方法,其疗效也最好。

三、中医是如何认识糖尿病的病因和发病机制的?

咨询:我今年 52 岁,是糖尿病患者,我知道中医和西医有着不同的理论体系,中医学中并没有糖尿病的病名,糖尿病属中医学"消渴"的范畴,我想进一步了解一些有关中医对糖尿病认识的知识,请您给我讲一下**中医是如何认识糖尿病的病因和发病机制的?**

解答:糖尿病以多饮、多尿、多食及体重减轻(三多一少)为主要临床表现,属中医学"消渴""消瘅"等的范畴。中医认为糖尿病的发病主要是禀赋不足,复因饮食不节、情志失调、劳欲过度等,致使阴津亏损,燥热偏盛而成,日久则易出现血瘀为患。

(1)禀赋不足　《灵枢·五变》中说:"五脏皆柔弱者,善病消瘅。"先天禀赋不足是引起消渴病的重要内在因素,其中尤以阴虚体质最易罹患。素体阴虚火旺之人,火邪灼津,日久津伤气耗发为消渴。

(2)饮食不节　《素问·奇论》中说:"此肥美之所发也,此人必数食甘美而多肥也,肥者令人内热,甘者令人中满,故其气上溢,转为消渴。"长期过食肥甘、醇酒厚味,致使脾胃运化失职,积热内蕴,化燥耗津,消谷耗液,发为消渴。

(3)情志失调　长期过度的精神刺激,如郁怒伤肝,肝气郁结,或劳心竭虑,营谋强思等,以致郁久化火,火热内燔,消灼肺胃阴津而发为消渴。

(4)劳欲过度　房室不节,劳欲过度,肾精亏损,虚火内生,则"火因水竭而益烈,水因火烈而益干",终至肾虚肺燥胃热俱现,发为消渴。

糖尿病的病机主要在于阴津亏损,燥热偏胜,而以阴虚为本,燥热为标,两者互为因果,阴愈虚则燥热愈盛,燥热愈盛则阴愈虚。糖尿病病变的脏腑主要在肺、胃、肾,尤以肾为关键,三脏腑之中虽可有所偏重,但往往又互相影响,如肺燥津伤,津液失于输布,则脾胃不得濡养,肾精不得滋助;脾胃燥热偏盛,上可灼伤肺津,下可耗伤肾阴;肾阴不足则阴虚火旺,亦可上灼肺胃,终至肺燥胃热肾虚,故多饮、多尿、多食之"三多"证常可互见。

糖尿病日久,易发生以下2种病变:一是阴损及阳,阴阳俱虚。消渴虽以阴虚为本,燥热为标,但由于阴阳互根,阳生阴长,若病程日久,阴损及阳,则致阴阳俱虚,其中以肾阳虚及脾阳虚较为多见。二是病久入络,血脉瘀滞。消渴病是一种病及多个脏腑的疾病，影响气血的正常运行，且阴虚内热，耗津灼液，亦使血行不畅而致血脉瘀滞。

四、中医通常将糖尿病分为几种证型？如何选方用药？

咨询：我患糖尿病已 3 年，一直服用二甲双胍治疗，虽然血糖控制的还算满意，但口渴多饮、多食容易饥饿的症状并无明显减轻，听说中医可将糖尿病分为几种证型，按不同证型进行治疗，可很好地改善自觉症状，我想了解一下**中医通常将糖尿病分为几种证型？如何选方用药？**

解答：您问的这个问题有很多糖尿病患者都已问过，中医的特色就是整体观念和辨证论治，中医治疗糖尿病是根据不同患者的不同病情，也就是不同的分型来辨证治疗的，的确很有效。

糖尿病属中医学"消渴"的范畴，中医对糖尿病的辨证分型，至今尚缺乏统一的标准，其中刘完素在《三消论》中根据"消渴"的主要临床表现将其分为上消、中消、下消三消，对后世影响最大。上消的主要表现为烦渴多饮，口干舌燥；中消的主要表现为多食易饥，形体消瘦，大便干结；下消的主要表现为尿频量多，尿如脂膏。当然这种分类方法有些片面，因为临床上"三多"症状并不是截然分开的，往往同时存在，仅表现在程度上有轻重不同而已，三焦兼顾、三消同治更能切合临床实际。

现今，有根据阴阳偏盛偏衰将糖尿病分为阴虚型、阳虚型、阴阳两虚型者，又分为阴虚热盛型、气阴两虚型、阴阳两虚型者；有根据阴阳辨证与脏腑辨证、气血津液辨证相结合的原则，将糖尿病分为阴虚型、阴虚火旺型、气阴两虚型、气阴两虚火旺型、阴阳两虚型、阴阳两虚火旺型、血瘀型者。根据糖尿病发病机制和临床表现的不同，将糖尿病分为脾失健运、津不上承型，肺胃燥热、阴津亏虚型，气阴两虚、湿瘀内留型，以及阴阳两虚、肾失固摄型 4 种证型进行辨证论治，是现在中医辨证治疗糖尿病最普遍的辨证分型方法。

(1)脾失健运、津不上承型

临床表现:神疲乏力,少气懒言,嗜睡喜卧,纳食无味,或有口渴,或夜尿频多,大便溏薄,舌质淡体胖边有齿痕,脉濡缓。多见于中老年人,以神疲乏力为主要特征,其口渴时隐时现,因无典型的"三多一少"症状,所以容易被漏诊。

治疗原则:健脾化湿,升发脾阳。

选方用药:七味白术散加减治疗。

党参15g,白术12g,茯苓15g,黄芪24g,葛根15g,薏苡仁18g,山药24g,藿香12g,莲子15g,丹参15g,白扁豆15g,半夏12g,陈皮12g,甘草6g,大枣6枚,并注意随症加减。

其用法为每日1剂,水煎取汁,分早晚2次服。

上述处方中,党参、黄芪健脾益气,以助脾运,激发脾胃转输水谷精微之功能;白术、茯苓、薏苡仁、白扁豆健脾化湿,以使水湿得祛;山药、莲子益脾气,补脾阴,固脾精;藿香化湿醒脾;葛根升发脾胃清阳之气,生津止渴;陈皮、半夏健脾祛湿化痰;丹参活血化瘀,防止气虚致瘀;甘草、大枣补中益气,甘草兼能调和诸药。诸药合用,共成健脾化湿,升发脾阳之剂。

(2)肺胃燥热、阴津亏虚型

临床表现:属中消范畴,主要表现为形体消瘦,口干舌燥,口渴多饮,多食善饥,疲倦乏力,小便频数量多,大便干结,舌质红,苔薄少或黄燥,脉细数或滑而有力。

治疗原则:清胃泻火,养阴生津。

选方用药:白虎加人参汤加减。

太子参18g,生地15g,石膏24g,知母12g,麦冬15g,玄参15g,黄连6g,沙参15g,瓜蒌仁12g,黄精18g,山药24g,薏苡仁24g,地骨皮12g,丹皮10g,赤芍12g,甘草6g,大枣6枚,并注意随症加减。

其用法为每日1剂,水煎取汁,分早晚2次服。

上述处方中,石膏辛甘大寒,清泻胃火;黄连苦寒清热泻火,助石膏清胃火;生地、知母清热泻火,生津止渴;太子参、麦冬、沙参、玄参益气养阴,润肺清胃,生津止渴;黄精、山药健脾益气,补肾固精;薏苡仁健脾化湿;地骨皮清虚热;丹皮、赤芍凉血散瘀,防止燥热与血相结;瓜蒌仁清热导滞,润肠通便;甘草、大枣补中益气,甘草兼能调和诸药。诸药配合,共彰清热泻火,益气养阴,润肺清胃,生津止渴之功,切中肺胃燥热、阴津亏虚型糖尿病之发病机制。

需要注意的是,肺胃燥热、阴津亏虚型糖尿病病程多已较长,常有不同程度的肾虚存在,所以临证时还应注意适当配合以补肾固精之品,以使热清、津生、肾固,糖尿病自可逐渐康复。

(3)气阴两虚、湿瘀内留型

临床表现:形体消瘦,面色晦滞,口咽干燥,渴而多饮,多食善饥,神疲乏力,气短懒言,尿频量多,心悸胸闷,晨起面部虚浮,午后足部稍浮肿,舌质淡红或暗红,苔薄少或腻,脉细数或细涩。

治疗原则:益气养阴,祛湿化瘀。

选方用药:二黄二参汤加减。

黄芪24g,黄精18g,太子参18g,丹参15g,山药24g,茯苓15g,生地15g,知母12g,赤芍15g,佩兰10g,陈皮12g,半夏10g,葛根12g,甘草6g,并注意随症加减。

其用法为每日1剂,水煎取汁,分早晚2次服。

上述处方中,黄芪、太子参益气扶正,降糖升津;黄精、山药健脾益肾,补脾阴,养阴津;生地、知母滋阴润燥;丹参、赤芍养血凉血,活血化瘀;佩兰、茯苓化浊利湿,健脾消肿;陈皮、半夏健脾化痰,醒胃利湿;葛根升发脾胃清阳之气而止渴;甘草调和诸药。上药合用,具有益气养阴、祛湿化瘀之功效。

气阴两虚、湿瘀内留型糖尿病是糖尿病中最常见、最基本的证型,其治疗宜在益气养阴的基础上配合以祛湿化瘀。若气虚症状较为明显,房室和劳累易加重病情。在药物治疗的同时应注意起居调摄和饮食调理,适当节制性生活,避免过度劳累。

(4)阴阳两虚、肾失固摄型

临床表现:属下消范畴,主要表现为面色黧黑,畏寒怕冷,腰膝酸软,耳轮焦干,皮肤干燥,手足心热,多饮多尿,小便混浊如膏,男子可有阳痿,女子可有月经不调或闭经,舌质淡,苔薄少,脉沉细无力。

治疗原则:滋阴温阳,补肾摄精。

选方用药:金匮肾气丸加减。

熟地 12g,山萸肉 12g,山药 24g,茯苓 12g,泽泻 12g,丹皮 10g,肉桂 9g,黄芪 24g,龟甲 15g,菟丝子 12g,葛根 12g,黄精 15g,金樱子 12g,益母草 15g,甘草 6g,大枣 6 枚,并注意随症加减。

其用法为每日 1 剂,水煎取汁,分早晚 2 次服。

上述处方中,熟地、山萸肉、山药滋补肾阴;肉桂、菟丝子温补肾阳,以化肾气;黄芪益气扶正;黄精、山药健脾益肾涩精,补脾阴,养阴津;茯苓、泽泻健脾利湿,以泻肾浊;丹皮、益母草活血化瘀,畅通水津;金樱子益肾涩精;龟甲滋阴壮阳;葛根升发脾胃清阳之气而止渴;甘草、大枣补中益气,甘草兼能调和诸药。诸药配合,具有滋阴温阳,补肾摄精之功效,能降低血糖,改善糖尿病患者之自觉症状。

应当注意的是此类患者病程已久,其阴虚不能滋养五脏化阴津,阳虚不能湿煦五脏蒸精化液,肾虚不能固摄下元以摄谷精,病情较重,极易出现并发症。

需要说明的是,由于糖尿病病机复杂,病情多变,因此在一个证型中又会出现许多变化,也可以把这些变化看成是多个亚型,或兼证、并见证等,临床中常根据病情的变化灵活加减用药,就是这个道理。

五、中医怎样辨证治疗糖尿病患者双足发凉、疼痛?

咨询:我患糖尿病已多年,一直服药治疗,但血糖常有波动,1年前开始出现双足趾发凉,时有疼痛,并逐渐加重,吃了很多药,效果均不太好,听说采用中医辨证治疗的方法服用中药疗效较好,我想请您介绍一下**中医怎样辨证治疗糖尿病患者双足发凉、疼痛?**

解答:糖尿病患者出现双足发凉、疼痛者相当常见,严重者还可出现肤色发黑发暗、甚至溃烂等,这就是通常所说的糖尿病足,此类患者当属中医"脱疽"的范畴,中医治疗这类疾病较西医有较大的优势,可采取内服中药的方法,也可用外治的方法,还可选取内服外用相结合以及静脉滴注中药针剂的方法,其中内服外用相结合的方法疗效较好。

在外用药方面,可用中药膏剂外敷,也可采取足浴疗法。足浴疗法简单易行,自己在家中就可进行,下面介绍一种:

用药为桂枝、生附片各50克,紫丹参、忍冬藤、生黄芪各100克,乳香、没药各24克。

此方具有温阳益气,活血通络,化瘀止痛之功效,对糖尿病患者出现双足发凉、疼痛有较好疗效。

方法是将上药放入砂锅中,加入清水适量,武火煮沸后,改用文火再煎20分钟左右,去渣取汁,之后把药汁倒入木桶中,待温度降至50℃左右时,将患足放入药液中浸泡洗浴,药液可浸至膝部,如若药液温度过低时可适当再加温。通常每次浸泡洗浴30分钟左右,每日浸泡洗浴1次,每剂中药可用5次,以后每次浸泡洗浴仍将原药的药渣一同放入锅内煮沸,一般连续浸泡洗浴半月为1个疗程,必要时可再继续治疗若1~3个疗程。

在辨证内服中药方面,中医通常将糖尿病患者双足发凉、疼痛分为瘀血阻络型、湿热下注型以及阴寒血凝型3种基本证型进行辨证治疗,下面逐一进行

介绍:

(1)瘀血阻络型

主证:肢体发凉,麻木疼痛,痛有定处,患肢皮肤有瘀斑,或呈紫红色,步态跛行,舌有瘀点或舌质紫暗,脉沉细而涩。

治则:化瘀通络,行气止痛。

方药:活血化瘀通脉汤加减。当归10克,丹参20克,赤芍10克,鸡血藤30克,川芎10克,川牛膝10克,柏子仁20克,远志10克,枳壳10克,生黄芪20克,地龙9克,炙甘草6克。

用法:每日1剂,水煎取汁,分早晚2次温服。对于瘀血阻络型患者,在内服药物治疗的同时结合局部用药物,有助于提高临床疗效。

(2)湿热下注型

主证:患肢坏疽感染,局部红、肿、热、痛,脓液恶臭,疼痛昼轻夜重,口渴喜冷饮,舌质暗红,苔黄腻,脉弦数。

治则:清热利湿,活血止痛。

方药:四妙勇安汤加味。金银花20克,玄参20克,当归10克,赤芍15克,牛膝10克,黄柏10克,黄芩10克,山栀子12克,连翘15克,苍术10克,防己10克,丹皮10克,甘草6克。

用法:每日1剂,水煎取汁,分早晚2次温服。对于湿热下注型患者,中药内服只是其综合治疗的一个方面,应当重视局部外用药物治疗。

(3)阴寒血凝型

主证:形寒肢冷,患肢遇冷痛甚,夜间痛剧,局部漫肿,触之微热,舌质淡胖,苔薄白,脉沉细。

治则:温阳散寒,活血通脉。

方药:阳和汤加味。熟地20克,鹿角胶15克,姜炭15克,白芥子10克,桂枝6克,当归10克,麻黄6克,赤芍10克,丹参15克,怀牛膝10克,甘草6克。

用法:每日 1 剂,水煎取汁,分早晚 2 次温服。对于阴寒血凝型患者,也应重视局部外用药物治疗。

六、中医怎样辨证治疗糖尿病神经病变导致的"汗症"?

咨询:我今年 54 岁,是个糖尿病老病号,2 年前开始出现糖尿病神经病变,出汗异常,一开始吃饭或一激动头部及上身就大汗淋漓,经常湿透衣服,服了好多西药,也未见好转,我准备服中药汤剂试一试,请问**中医怎样辨证治疗糖尿病神经病变导致的"汗症"?**

解答:糖尿病神经病变导致的汗液分泌功能紊乱属中医"汗症"、"半身汗"、"颈汗"等的范畴。此类"汗症"以虚者为多,自汗多属气虚不固,盗汗多属阴虚内热,病程久者或病变重者则会出现阴阳虚实错杂的病况。自汗久之则伤阴液,盗汗久之则耗阳气,所以还可见到气阴两虚或阴阳两虚所致之汗液外泄失常的病证。

中医辨证治疗糖尿病神经病变导致的"汗症",通常将其分为肺气虚弱、卫表不固型,阴阳失调、营卫不和型,以及心阴不足、迫津外泄型 3 种基本证型,在此基础上灵活变通。

(1)肺气虚弱,卫表不固型

主证:上半身时汗出甚多,少气懒言,体倦乏力,面色少华,易于感冒,舌质淡红,苔薄白,脉细弱。

治则:益气固表止汗。

方药:玉屏风散加味。黄芪 20 克,白术 10 克,防风 10 克,浮小麦 30 克,糯稻根 30 克,牡蛎 20 克,太子参 15 克,茯苓 15 克,生甘草 6 克。

用法:每日 1 剂,水煎取汁,分早晚 2 次温服。

(2)阴阳失调,营卫不和型

主证:上半身出汗,尤以头部、颈部出汗为多,进食或劳累时大汗出,阵感畏热汗出,下肢畏寒欠温,下半身少汗或无汗,舌质嫩红少苔,脉缓。

治则:调阴阳,和营卫。

方药:桂枝汤加味。桂枝 10 克,白芍 15 克,生姜 3 克,大枣 5 枚,生黄芪 20 克,五味子 10 克,浮小麦 30 克,龙骨 15 克,牡蛎 15 克,炙甘草 6 克。

用法:每日 1 剂,水煎取汁,分早晚 2 次温服。

(3)心阴不足,迫津外泄型

主证:夜寐盗汗,或自汗出,五心烦热,或午后潮热,心悸失眠,口干咽燥,舌质红少苔,脉细数。

治则:滋阴降火,固表止汗。

方药:当归六黄汤加减。当归 15 克,生地 20 克,熟地 20 克,黄连 10 克,黄芩 10 克,黄柏 10 克,黄芪 20 克,浮小麦 30 克,糯稻根 30 克,牡蛎 10 克,知母 10 克,甘草 6 克。

用法:每日 1 剂,水煎取汁,分早晚 2 次温服。

七、治疗糖尿病常用的中成药有哪些?

咨询:我今年 54 岁,近段时间越来越容易疲劳,并且经常感到口渴,喝水多,小便次数也多,前天到医院检查,发现患有糖尿病,我不想用西药,担心西药副作用太多,而服用中药汤剂又太麻烦,想用中成药治疗,请您告诉我**治疗糖尿病常用的中成药有哪些?**

解答:众所周知,西药较中药有较多的副作用,服用中药汤剂又太麻烦,相比之下,中成药具有组方严谨、疗效确切、便于携带、服用方便、不良反应少等特点,所以深受广大糖尿病患者的欢迎。用于治疗糖尿病的中成药有很多,它们各有不同的适用范围,下面选取临床较常用者,从药物组成、功能主治、用法用量、注意事项几个方面逐一给您介绍,但您要切记,如果要用的话,一定要在医生的指导下选用,以免引发不良事件。

(1)玉泉片

药物组成:天花粉、葛根、熟地、五味子、麦冬、茯苓、乌梅、黄芪、甘草。

功能主治:生津止渴,清热除烦,养阴益气。用于治疗气阴不足型糖尿病,症见口渴多饮,消谷善饥等。

用法用量:每次8片(每片重0.35克),每日4次,温开水送服。

注意事项:治疗糖尿病过程中应注意监测血糖,必要时采用中西医结合疗法。

(2)消渴平片

药物组成:人参、天冬、枸杞子、知母、黄连、黄芪、沙苑子、五倍子、天花粉、丹参、葛根、五味子。

功能主治:益气养阴,清热泻火,益肾缩尿。用于治疗糖尿病。

用法用量:每次6~8片(每片重0.3克),每日3次,温开水送服。

注意事项:病情较重者应适当配合西药治疗。

(3)糖尿灵片

药物组成:天花粉、葛根、生地、麦冬、五味子、甘草、糯米、南瓜粉。

功能主治:养阴滋肾,生津止渴,清热除烦。用于治疗轻中型糖尿病。

用法用量:每次4~6片(每片重0.3克),每日3次,温开水送服。

注意事项:忌食糖类食物。

(4)降糖胶囊

药物组成:人参、知母、三颗针、干姜、五味子、人参茎叶皂苷。

功能主治:清热生津,滋阴润燥。用于治疗消渴症以多饮、多食、多尿、消瘦、体倦乏力为主要表现者。

用法用量:每次4~6粒(每粒重0.3克),每日3次,温开水送服。

注意事项:忌食辛辣油腻之品,戒除吸烟饮酒。

(5)降糖舒胶囊

药物组成:人参、刺五加、牡蛎、葛根、知母、山药、麦冬、枳壳、枸杞子、黄精、熟地、丹参、生石膏、玄参、乌药、黄芪、益智仁、生地、荔枝核、芡实、五味子、天花粉。

功能主治:滋阴补肾,生津止渴。用于治疗糖尿病。

用法用量:每次 4 ~ 6 粒(每粒重 0.3 克),每日 3 次,温开水送服。

注意事项:忌食辛辣之品。

(6)渴乐宁胶囊

药物组成:黄芪、黄精、熟地、太子参、天花粉。

功能主治:益气养阴,生津止渴。用于治疗气阴两虚型消渴病(非胰岛素依赖型糖尿病),症见口渴多饮,五心烦热,乏力多汗,心慌气短等。

用法用量:每次 4 粒(每粒重 0.45 克),每日 3 次,温开水送服。

注意事项:病情较重者应适当配合西药治疗。

(7)金芪降糖片

药物组成:黄连、黄芪、金银花。

功能主治:清热益气。用于治疗气虚兼内热之消渴病,症见口渴多饮,易饥多食,气短乏力等,多见于轻、中型非胰岛素依赖型糖尿病。

用法用量:每次 7 ~ 10 片(每片重 0.42 克),每日 3 次,饭前半小时服用。

注意事项:病情较重者应适当配合西药治疗。

(8)参芪降糖片

药物组成:人参茎叶皂苷、五味子、黄芪、山药、熟地、枸杞子。

功能主治:益气养阴,滋脾补肾。用于治疗消渴症、2 型糖尿病。

用法用量:每次 3 片(每片重 0.35 克),每日 3 次,温开水送服。

注意事项:有实热证者禁用,待实热证退后可服用。

(9)降糖宁胶囊

药物组成:人参、知母、茯苓、地骨皮、山药、黄芪、麦冬、玉米须、生石膏、天花粉、生地、山茱萸、甘草。

功能主治:益气养阴,生津止渴。用于治疗气阴两虚型糖尿病。

用法用量:每次 4~6 粒(每粒重 0.4 克),每日 3 次,温开水送服。

注意事项:病情较重者应适当配合西药治疗。

(10)糖尿乐胶囊

药物组成:天花粉、山药、黄芪、红参、熟地、枸杞子、知母、天冬、茯苓、山茱萸、五味子、葛根、鸡内金。

功能主治:滋阴补肾,益气润肺,和胃生津,调节代谢功能。用于治疗消渴症引起的多饮、多食、多尿,四肢无力等,可降低血糖、尿糖。

用法用量:每次 3~4 粒(每粒重 0.3 克),每日 3 次,温开水送服。

注意事项:忌食含糖量高的食物,戒除吸烟饮酒。

(11)消糖灵胶囊

药物组成:人参、杜仲、枸杞子、知母、黄连、黄芪、沙苑子、五味子、天花粉、丹参、白芍、优降糖。

功能主治:益气养阴,清热泻火,益肾缩尿。用于治疗糖尿病。

用法用量:每次 3 粒(每粒重 0.4 克),每日 2 次,温开水送服,或遵医嘱。

注意事项:忌食含糖量高的食物,戒除吸烟饮酒。

(12)抗饥消渴片

药物组成:红参、生地、玉竹、黄连、熟地、麦冬、黄柏、枸杞子、五味子。

功能主治:养阴益气,润燥生津。用于治疗糖尿病,也可用于慢性萎缩性胃炎属胃阴虚者。

用法用量:每次 12 片(每片重 0.3 克),每日 3 次,温开水送服,或遵医嘱。

注意事项:脾虚湿滞者慎用。

(13)玉液消渴冲剂

药物组成:黄芪、知母、五味子、葛根、天花粉、太子参、山药、鸡内金。

功能主治:益气滋阴。用于治疗消渴乏力,口渴多饮,以及多尿症等。

用法用量:每次 1 袋(每袋重 15 克),每日 3 次,开水冲服。

注意事项:病情较重者应适当配合西药治疗。

(14)参芪消渴颗粒

药物组成:人参、黄芪、山药、白术、五味子、麦冬、玉竹、熟地、牛膝、茯苓、泽泻、牛蒡子、僵蚕。

功能主治:益气养阴。用于治疗消渴症引起的口渴、多饮、多尿,精神不振,头昏等。

用法用量:每次 1~2 袋(每袋重 12 克),每日 3 次,开水送服。

注意事项:病情较重者应适当配合西药治疗。

(15)甘露消渴胶囊

药物组成:熟地、生地、枸杞子、地骨皮、山茱萸、玄参、人参、党参、黄芪、菟丝子、天花粉、当归、黄连、白术、桑螵蛸、天冬、麦冬、泽泻、茯苓。

功能主治:滋阴补肾,健脾生津。用于治疗非胰岛素依赖型糖尿病。

用法用量:每次 4~5 粒(每粒重 0.3 克),每日 3 次,温开水送服,或遵医嘱。

注意事项:病情较重者应适当配合西药治疗。

八、如何选择治疗糖尿病的中成药?

咨询:我今年 50 岁,半年前确诊为糖尿病,一直服用中药汤剂,效果不错,可天天煎煮中药太不方便,准备改用中成药,听说用于治疗糖尿病的中成药有很多,其选择使用也有讲究,我想了解一些这方面的知识,麻烦您介绍一下<u>如何选择治疗糖尿病的中成药?</u>

解答:用于治疗糖尿病的中成药的确有很多,它们各有不同的使用范围,临床上如何选择使用,直接关系到治疗效果,作为糖尿病患者,了解一些这方面的知识是很有必要的。

通常情况下,糖尿病患者应根据医生的医嘱选择使用中成药,在选用中成药前,首先要仔细阅读说明书,了解其功效和主治,做到有的放矢。

(1)医生指导　虽然相对西药而言中成药的毒副作用要低得多,但是由于中成药有其各自的功效、适应证,若药不对症,不仅无治疗作用,反而会加重病情,甚至引发不良反应,因此糖尿病患者在选用中成药时,一定要请教一下医生,在医生的指导下选用。

(2)阅读标签　大凡中成药,在其外包装上都有标签,有的还有说明书,不论是标签还是说明书,其上面都能提供该药的功效、适应证、用法用量、注意事项等,仔细阅读中成药上面的标签和说明书,对正确选用中成药大有好处。

(3)辨病选药　即根据糖尿病的诊断选药,这些药物一般无明显的寒热偏性,只要诊断为糖尿病就可应用。

(4)辨证选药　即根据糖尿病患者发病机制和临床表现的不同,通过辨证分型,确立相应的治则,之后根据治疗原则选取中成药。绝大多数中成药是针对不同证型而设的,只有用于适宜的证型才能发挥最好的疗效。要做到辨证选药,既要了解药性,也要清楚中成药的药物组成、功能主治,还要掌握辨证论治的方法。

(5)辨症选药　即根据糖尿病患者的主要症状选药。辨症选药主要是为了解除不适症状,待症状缓解或消失后,应相应地改变治疗用药。

(6)综合选药　即综合考虑糖尿病患者的病、证、症来选择适宜的中成药。有时患者可表现为多种证型的复杂情况,且症状也较突出,故要选用 2 种或几种药物进行治疗。随着治疗的进展,证型和症状均会发生改变,治疗选药也要作相应的调整。

九、怎样保管治疗糖尿病的中成药？

咨询：我患糖尿病已多年，一直服用降糖西药治疗，血糖控制的尚满意，不过腰酸腿软、尿频量多的症状始终没有明显改善，医生建议我配合服用中成药金匮地黄丸，并交代购买的中成药一定要保管好，以防发生变质影响疗效，请问**怎样保管治疗糖尿病的中成药？**

解答：糖尿病是一种难以治愈的慢性病，用药时间较长，患者一般是在家中进行治疗的，且应用中成药者居多，保管好中成药关系到用药的安全有效，所以也应给予高度重视。要保管好中成药，应注意以下几个方面：

（1）适量贮备中成药　　慢性病患者家中多自备有药物，其中以中成药居多，需要注意的是家庭自备中成药不宜太多，太多不仅浪费金钱和药物，还容易变质失效，对于糖尿病患者，通常最多保存半月至 1 个月的用药量，用完再购买。

（2）妥善贮存中成药　　中成药应放在适当的地方，避免日光直射、高温及潮湿，以干燥、通风、阴凉处为宜，并防备小儿误拿、误服。已经开启的瓶装中成药应注意按瓶签说明保管（如加盖、防潮等）。贮放中成药一定要有标签，写清药名、规格，切勿仅凭记忆取放。

（3）防止中成药变质　　防止中成药变质是正确贮存中成药的关键所在，为了防止中成药变质，瓶装中成药用多少取多少，以免污染。对瓶装液体中成药更应注意，只能倒出，不宜再往回倒，更不宜将瓶口直接往嘴里倒药。

（4）注意检查中成药　　服用中成药前应检查药品，注意其有效期、失效期等，不能服用超过有效期或已失效的药物。当然，药品质量的好坏与保管有密切关系，保管不善，药品可能提前变质，所以在用前还须检查药品质量，若有发霉变质应妥善处理，不可再服。对药名、规格有疑问的药，切勿贸然使用，以免发生意外。

十、糖尿病患者能否长期服用六味地黄丸?

咨询:我患糖尿病已 3 年,一直服用二甲双胍和六味地黄丸,血糖控制的很好,我周围的许多糖尿病患者也都用有六味地黄丸,听说六味地黄丸有补肾益气滋阴的作用,能防治糖尿病并发症,可长期服用,我不太相信,请问**糖尿病患者能否长期服用六味地黄丸?**

解答:您可能知道,中医治病强调辨证论治,应用中成药也是如此,六味地黄丸虽然是滋阴补肾的良药,但并不是所有的糖尿病患者都适用,更不可不加辨证就长期服用。

六味地黄丸出自宋代名医钱乙所著的《小儿药证直诀》,此中成药是在东汉医圣张仲景金匮肾气丸的基础上演化而来的。六味地黄丸由熟地、山茱萸、山药、泽泻、丹皮、茯苓6味中药组成,因为该成药以地黄(熟地)为主,故称六味地黄丸。方中以熟地滋肾填精为主药,辅以山茱萸养肝肾而涩精,山药补益脾阴而固精,三药合用,以达到三阴并补之功,这是补的一面;又配茯苓淡渗脾湿,以助山药益脾,泽泻清泄肾火,并防熟地之滋腻,丹皮清泄肝火,并制山茱萸之温,共为佐使药,这是泻的一面。各药合用,使之滋补而不留邪,降泄而不伤正,补中有泻,寓泻于补,相辅相成,是通补开合的方剂。

六味地黄丸是临床常用的最著名的中成药,具有滋阴补肾,兼补肝脾之阴的作用,而糖尿病患者有相当一部分有肝肾阴虚、阴津亏损症状存在,所以也是治疗调养糖尿病最常用的中成药之一,尤其适用于那些素体肾虚,体质较弱,经常失眠,腰膝酸软,易疲劳,咽干口渴的糖尿病患者服用。临床观察表明,六味地黄丸可以调节肾阴不足体质,改善肾阴不足症状,并对糖耐量减低、空腹血糖异常者起到防止病情发展到临床糖尿病的作用。对具有多饮、耳鸣、盗汗、尿多、便干等肾阴不足证候的糖尿病患者,服用六味地黄丸后尽管没有明显的降血糖作用,但能起到改善症状、增强机体免疫力、预防并发症的作用。

需要说明的是，并不是所有的糖尿病都适合服用六味地黄丸，糖尿病患者也不能长期服用六味地黄丸。糖尿病患者如果出现夜尿多、水肿、腰膝酸软、畏寒肢冷、阳痿、肢体麻木等症状，说明有阳虚和血瘀的现象存在，此时应当适当加用温阳益气、活血化瘀的药物，如果还单独继续服用六味地黄丸，不仅不能补肾，还会损伤脾胃，出现厌食、腹胀、腹泻等症状，使病情加重。即使药证相符，长期服用同一种药物，也容易引发新的阴阳平衡失调。因此，六味地黄丸是好药，但并不是所有的糖尿病患者都适用，必须在专业医生的指导下辨证应用，即使辨证准确，也应注意根据用药后的病情变化及时调整治法用药，做到"观其脉证，知犯何逆，随证治之"。

十一、消渴丸是一种什么药？

咨询：我们单位有几个糖尿病老病号，他们都在服用消渴丸治疗，疗效不错，我今年 48 岁，1 周前经检查确诊患有 2 型糖尿病，医生说消渴丸降血糖和改善口干、乏力、腰酸沉的效果都很好，按我的情况也可服用消渴丸治疗，请您告诉我**消渴丸是一种什么药？**

解答：的确像您说的那样，消渴丸是糖尿病患者最常用的药物之一。消渴丸是由广州中一药业有限公司独家生产的，它是一种既可降血糖又可改善糖尿病患者口干、乏力、腰部酸沉等症状的中、西药合制的丸剂成药，您若想服用的话，必须在医生的指导下，明白其注意事项后再用。下面简单介绍一下消渴丸的大致情况。

消渴丸的主要成分有葛根、黄芪、生地、天花粉、玉米须、五味子、山药、格列本脲，其中起降糖作用的主要是格列本脲，每 10 粒消渴丸约含格列本脲 2.5 毫克，即每吃 10 粒消渴丸相当吃 1 片格列本脲。在消渴丸的组方中，以生地、天花粉、葛根养阴生津；黄芪、山药益气养阴，补益肺肾；五味子酸温，敛肺滋肾，生津止渴；玉米须甘平利水。诸药相合，共奏益气养阴，生津止渴之功效，是中医临床治疗消渴病的基本原则和常用处方。在上述中药的基础上，配合以第二代磺脲类降糖药之首选药格列本脲，中、西药结合，不仅能滋阴清火、益气生津以改善糖尿病患者的主要症状，又有良好的降血糖作用，而且缓和了格列本脲引起的消化不良、白细胞减少等副作用。

消渴丸的主要功效是滋肾养阴，益气生津，临床用于治疗多饮、多食、多尿、消瘦、体倦乏力，睡眠差、腰痛，尿糖及血糖升高之气阴两虚型消渴症。消渴丸的用法通常是每次 5 ~ 10 丸，每日 2 ~ 3 次，饭前 15 ~ 20 分钟用温开水送服。服用量根据病情从每次 5 丸逐渐递增，但每日不应超过 30 丸，当增至每日 20 丸时，至少分 2 次服用，至疗效满意时，逐渐减量或减少为每日 2 次的维持剂量，必须由医生指导进行服用量的控制。

应当注意的是消渴丸含有格列本脲成分，格列本脲降糖作用强，维持时间长，不宜与其他磺脲类降血糖药合用，若合用其他类型降糖药，必须在医生指导下服用。肝炎患者、严重肾功能不全、少年糖尿病患者、酮体糖尿病、妊娠期糖尿病、糖尿性昏迷等患者不宜使用，个别患者偶见格列本脲所致不良反应，请在医生指导下用药，同时用药期间应定期测定血糖和肝、肾功能等。

十二、应用针灸疗法调治糖尿病应注意什么？

咨询：我今年 58 岁，是个糖尿病老病号，在服降血糖药二甲双胍的同时，现在正配合针灸治疗，以改善腰膝酸痛、失眠、尿多等症状，听说针灸调治糖尿病的作用有限，并且有很多注意点，我想了解一下，麻烦您给我讲讲**应用针灸疗法调治糖尿病应注意什么？**

解答：中医有众多的调治糖尿病的方法，针灸疗法只是其中之一。针灸疗法降低、稳定血糖的功效较弱，通常是与其他治疗方法相配合，用以改善腰膝酸痛、失眠、尿多等自觉症状。针灸疗法调治糖尿病有很多注意点，归纳起来主要有以下几个方面：

（1）要注意针灸治疗的适应证，严防有禁忌证的糖尿病患者进行针灸治疗。患有出血性疾病、严重贫血、低血压者，局部皮肤有感染、溃疡、冻伤者，妇女在孕期、产后以及月经期，患有严重的心、肝、肾等疾病者，均不宜进行针灸治疗。针灸治疗时要注意进行严格消毒，以预防各种感染发生。

（2）要掌握正确的针灸方法，严格按照操作规程进行针灸治疗。针刺的角度、方向和深度要正确，对风池、风府、哑门这类接近延髓等重要部位的穴位尤应注意，以防意外情况发生。对皮肤感觉迟钝的患者，施灸过程中要不时用手指置于施灸部位，以测知患者局部皮肤的受热程度，便于随时调节施灸的距离，避免烫伤。

（3）针灸治疗时应注意选择适当的体位，以有利于正确取穴和施术。治疗前应注意检查针具，严防应用不合格的针具进行针刺治疗。进针时体外应留有适当的针体，以防针体折断。施灸过程中要严防艾火滚落烧伤皮肤或烧坏衣服、被褥等，施灸完毕必须把艾条、艾炷之火熄灭，以防复燃发生火灾。

（4）应注意预防晕针发生，不要在劳累、饥饿以及精神紧张时针刺，一旦出现晕针现象，应立即让患者平卧，进行相应的处理。施灸后还要做好灸后处理，如果因施灸时间过长局部出现小水疱者，注意不要擦破，可任其自然吸收；如果水疱较大，可局部消毒后用毫针刺破水疱放出疱液，或用注射器抽出疱液，再涂以龙胆紫，并用纱布包敷，以避免感染等。

（5）针灸疗法降低、稳定血糖的功效较弱，调治糖尿病的作用有限，临床中单独应用针灸疗法调治糖尿病者少见，通常是与其他治疗方法配合应用的，应注意与药物治疗、饮食调理、运动锻炼、情志调节、起居调摄等治疗调养方法配合应用，以提高疗效。

十三、应用拔罐疗法调治糖尿病应注意什么？

咨询：我患糖尿病已多年，一直服用格列齐特治疗，血糖控制的比较满意，不过最近2个月总觉得腰部酸沉疼痛,服了2周壮腰健肾丸也不见好转,昨天我们单位的张师傅给了个拔罐器,让我自己拔罐调理一下,我想知道**应用拔罐疗法调治糖尿病应注意什么?**

解答:尽管拔罐疗法操作简单,使用安全,无明显不良反应及禁忌证,但若使用不当,同样会导致不良后果。临床中单独应用拔罐疗法调理糖尿病者少见,通常是与其他治疗方法配合应用,以改善糖尿病患者腰腿酸沉疼痛、失眠等自觉症状。了解应用拔罐疗法调治糖尿病的注意事项,对避免引发不良反应是十分必要的,这里简要介绍以下几点。

(1)患者要选择舒适、适当的体位,拔罐过程中不能移动体位,以免罐具脱落;要根据不同部位选择不同口径的罐具,注意选择肌肉丰满、富有弹性、没有毛发及局部平整的部位,以防掉罐,拔罐动作要稳、准、快。应用投火法时,应避免烫伤皮肤;应用刺络拔罐时,勿使出血量过大。

(2)要注意拔罐的禁忌证,皮肤有溃疡、水肿及大血管相应的部位不宜拔罐,孕妇的腹部和腰骶部也不宜拔罐,常有自发性出血或损伤后出血不止的患者也不宜使用拔罐法。

(3)在拔罐治疗时,应进行严格消毒,防止感染及乙型肝炎等传染病的发生,刺络拔罐法更应注意。拔罐时要保持室内温暖,防止受凉感冒;拔罐后应避免受凉和风吹,注意局部保暖。

(4)坐罐时应注意掌握时间的长短,以免起疱;起罐时用一手握罐,另一手以指腹按压罐旁皮肤,待空气进入罐中,消除负压,即可将罐取下,切忌用力硬拔。如果上次拔罐后局部出现的瘀血尚未消退,则不宜在原处再拔罐。

(5)拔罐后局部皮肤出现发红、发紫属于正常现象,可在局部轻轻按揉片刻,不必特殊处理;如果局部皮肤出现小的破溃,也可不做特殊治疗,但应注意保持局部皮肤的清洁与干燥,防止发生细菌感染;对于较大的皮肤糜烂破溃,应将局部消毒处理后,用消毒的纱布敷盖,松轻包扎,避免感染化脓。

（6）拔罐疗法调治糖尿病的作用有限，单独应用拔罐疗法调治糖尿病者少见，临床中应注意与药物治疗、饮食调理、运动锻炼、起居调摄等治疗调养手段配合应用，以提高临床疗效。

十四、糖尿病患者如何做简单自我按摩？

咨询：我今年55岁，患糖尿病已7年，我知道按摩不仅是中医调治疾病的常用方法，也是现代家庭用以解除疲劳、缓解病痛和保健强身的重要手段，想采用自我按摩的方法调养一段时间，但苦于不知道按摩的方法，请您告诉我**糖尿病患者如何做简单自我按摩？**

解答：按摩的过程是轻松舒适的，按摩疗法治疗调养疾病是行之有效的，简单自我按摩能改善血液循环，促进新陈代谢，调整脏腑功能，坚持应用对降低稳定血糖，缓解糖尿病患者心烦口渴、神疲乏力等自觉症状，防止或减少糖尿病并发症的发生大有好处。简单自我按摩一般从头面部开始，之后延及腰、背、四肢，手法由轻到重，以轻松舒适为宜。通常每次按摩15~30分钟，每日按摩1~2次，只要持之以恒地坚持进行，定能取得实效。下面介绍一下具体按摩的方法：

（1）开天法　又称推天法，用拇指或四指并拢，从印堂穴往后推过百会穴，每次连续推100~300次。

（2）分顺法　拇指从攒竹穴往左右分开，轻轻用劲往颞部方向推，推到太阳穴，再往下至耳前听宫穴即可，每次连续做100~300次。

（3）展翅法　拇指指尖部在风池穴上，其他四指自由摆动，犹如仙鹤展翅，微微用力进行按摩，每次连续做200~300次。

（4）拿顶法　用手指紧紧按着头顶部，微微颤动进行按摩，每次连续做300~500次。

（5）钻穴法　拇指或中指指尖部紧按在某一穴位，微微用力进行按摩，犹如钻石,常用穴位有攒竹、太阳、睛明、迎香、风池等,每次每穴连续做 250 ~ 300 次。

(6)点迎香　　拇指或中指指尖压在迎香穴上,双手微微颤动,徐徐用力进行按摩,每次每穴连续做 300 ~ 500 次。

(7)胸部八字推法　　双手平放在胸部,往两边如八字徐徐用力推开,往返进行按摩,通常每次按摩 3 ~ 5 分钟。

(8)腹部环形推法　　双手平放在腹部,按顺时针方向做环形按摩,通常每次按摩 5 ~ 10 分钟。

(9)上肢自我回推　　一只手放在另一臂的内侧,从手腕部起往里推到腋部,然后再从腋部向手腕部回推,通常每次推按 3 ~ 5 分钟。

(10)下肢自我回推　　双手从大腿内侧的根部往下推到脚踝部,然后再从足后跟往上回推,通常每次推按 5 ~ 10 分钟。

(11)按压足三里穴　　双手拇指的指尖按在足三里穴上,徐徐用力进行按摩。通常每次按摩 1 ~ 3 分钟。

这里需要强调的是,按摩疗法虽然安全有效,但其调治糖尿病的作用局限且较弱,临床中单独应用按摩疗法治疗糖尿病是不可取的,通常是与药物治疗、饮食调养等其他治疗调养方法配合应用,以减轻或缓解身体酸困、心烦失眠等诸多不适,切不可过分强调按摩的作用而忽视配合其他治疗。

十五、怎样用腹部自我保健按摩法调治糖尿病伴发的便秘?

咨询:我是个糖尿病老病号,近 3 年来时常大便秘结,每于便秘时就服麻仁润肠丸,开始效果还不错,可近段时间加大用量效果也不好,我担心这样下去会引发其他病变,听人说腹部自我保健按摩能调治,请问**怎样用腹部自我保健按摩法调治糖尿病伴发的便秘?**

解答:腹部自我保健按摩法采用点穴法、掌推上腹、摩全腹、摩小腹以及双擦少腹相结合的方法进行按摩,具有补脾健胃,消食导滞,补益气血,理气止痛,通二便等作用,尤其对改善消化系统功能最为明显,坚持应用对习惯性便秘、老年性便秘均有一定的治疗效果。糖尿病患者,尤其是中老年糖尿病患者,由于肠蠕动功能减退,很容易伴发便秘,腹部自我保健按摩法正是调治糖尿病患者伴发便秘的好办法。

腹部自我保健按摩法通常每日按摩 1~2 次,7~10 日为 1 个疗程,也可连续按摩,下面给您介绍一下具体的按摩方法,您不妨试着按摩一段时间。

(1)点穴法　依次点上脘、中脘、下脘、天枢、气海、关元穴,点上脘、中脘、下脘穴时采取仰卧位,以右手屈掌指关节,伸指间关节,中指指间关节微屈,并与相邻的 2 指分开,以食、中、环指分别着力于上脘、中脘、下脘的同一水平线上,呼气时颤点 3 穴 6~9 次,之后用中指指端在呼气时向下用力,点气海、关元、天枢穴 6~9 次。

(2)掌推上腹　以一手掌根部置于剑突下,由上向下经胃脘部推至脐上 10~15 次。

(3)摩全腹　用手掌自左上腹开始,以脐为中心,按顺时针方向与逆时针方向摩全腹各 36 次。

(4)摩小腹　摩小腹时双掌重叠,自左侧开始,以关元穴为中心,按顺时针方向与逆时针方向摩小腹各 36 次。

(5)双擦少腹　用两手小鱼际由髂前上棘向耻骨联合方向同时擦下,以局部透热为度。

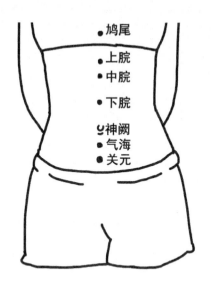

按摩穴位

十六、如何用简单自我按摩助眠法调治糖尿病伴发的失眠？

咨询：我患糖尿病已多年，一直服用降血糖药治疗，血糖控制的比较满意，但近1年来时常失眠，治疗失眠的药没少吃，就是不见好，前天有位病友说简单自我按摩助眠法很管用，请您给我说一说**如何用简单自我按摩助眠法调治糖尿病伴发的失眠？**

解答：简单自我按摩助眠法包括揉神门、运百会、按脘腹、按涌泉、按颞侧、推胫骨及抹眼球，具有调和脾胃、镇静安神助眠之功效，坚持练习能有效改善睡眠，适宜于治疗调养各种类型的失眠。糖尿病多发于中老年人，常伴有失眠，坚持应用简单自我按摩助眠法进行调治，对糖尿病患者伴发的失眠有较好的疗效，下面是其具体练习方法。

（1）揉神门　此法具有宁心安神的作用。操作时患者取坐位，左手食指、中指相叠加，按压在右手神门穴上，按揉2分钟后再换右手操作。或用大拇指按压两侧神门穴各式各 5 ~ 10 次。按揉或按压神门穴后,可采取平时睡眠的习惯姿势,配合呼吸缓慢加深,渐渐入睡。

(2)运百会　此法具有安眠定神之功效。操作时患者取卧位,两手轮流以食、中指指腹按揉百会穴 50 次(或 1 分钟)。手指用力不能过重。

(3)按脘腹　此法具有理气和胃,使人安然入睡之功能。操作时患者取卧位,左右手分别横置于上腹部中脘穴和下腹部关元、气海穴,配合呼吸,呼气时按压中脘穴,吸气时按压气海穴、关元穴,持续操作 2 分钟。或用两手食指、中指叠加按压以上三穴位各 50 次,以轻度揉压为宜。

(4)按涌泉　此法具有平衡阴阳气血之功效,坚持按压能改善睡眠。操作时患者取平坐位,两侧中指指腹分别按压在两足底涌泉穴上,随一呼一吸,有节律各按压 1 分钟。或按揉该穴 100 次。

(5)按颞侧　此法具有安神助眠之功效。操作时患者取坐位,两手拇指按压两侧风池穴,两手小指按在两侧太阳穴上,其余手指各散放在头部两侧,手指微屈,然后两手同时用力,按揉局部约 1 分钟。

(6)推胫骨　此法具有调和脾胃,宁心安神之功效。操作时患者取坐位,两手虎口分别卡在双膝下,拇、食指按压阳陵泉穴和阴陵泉穴,然后向下用力推动,在过足三里和三阴交两穴时加力按压,这样一直推到踝部,反复操作 10 ~ 20 次。或按揉足三里、三阴交穴各 50 次。

(7)抹眼球　此法具有调养心气的作用,坚持应用有助于治疗失眠。操作时患者取卧位、闭眼,将两手中指分别放于两眼球上缘,两手环指分别放在眼球下缘,然后在眼内外眦之间来回揉抹 20 ~ 30 次,用力要轻。

提示:以上各法,每晚可任选 1 ~ 3 种,睡前 1 小时内进行自我按摩,若能持之以恒,绝大多数失眠者可免受失眠之困扰,同时躺下之后还需平心静气,排除杂念,然后闭目,默念松静,逐渐松弛全身肌肉,使身心自然、轻松、舒适。

第五章 糖尿病患者这样做能长寿

俗话说,疾病三分治疗,七分调养,这足以说明自我调养在疾病治疗康复中所占地位之重要。如何选择适合自己的调养康复手段,是广大糖尿病病人十分关心的问题。本章详细解答了糖尿病病人在自我调养康复过程中经常遇到的问题,方便其在正确治疗的同时,选择恰当的调养和康复手段,只有这样,才能降低、稳定血糖,才能长寿。

一、糖尿病患者还能长寿吗？

咨询：我母亲患有糖尿病，去世时年仅 67 岁，我今年 42 岁，5 年前确诊患了糖尿病，3 周前因并发酮症酸中毒住院了，现在虽然已出院，但医生让我坚持服药，并说不可麻痹大意，我儿子才 16 岁，我担心自己活不了多长时间了，请问**糖尿病患者还能长寿吗？**

解答：糖尿病是一种严重危害人们健康和生活质量的常见病、多发病，也是引发心脑血管、周围神经以及肾脏、眼部等病变的最危险因素之一，一旦罹患糖尿病，若血糖控制不好，容易出现各种急慢性并发症，大大影响了人们的寿命。所以人们常有糖尿病患者还能不能照样长寿的疑问，而且大凡糖尿病患者多悲观失望，认为患上了糖尿病，不仅整天需要吃药，其寿命也大为缩短。其实这种顾虑是多余的，也是极其有害健康的，如果糖尿病能及早发现、正规治疗、无并发症，注意日常调养，预后是良好的，糖尿病患者照样能长寿。

为了让糖尿病患者走上长寿之路，糖尿病患者除了做到日常生活有规律外，还应注意以下几个方面：

（1）树立战胜疾病的信心　　糖尿病患者要树立战胜疾病的坚定信心，以积极的态度面对疾病，积极致力于病体的康复。再者要实事求是地认识和处理心理、社会事件，消除过高要求和激烈竞争的事件，克服过分喜悦、愤怒、焦虑、恐惧等因素，学会自我控制，做情绪的主人，使突然发生的不良情况化为平静。愿所有糖尿病患者时时都能心情舒畅，天天都有好心情，以配合治疗。

（2）遵从医嘱坚持治疗　　做好病情监测，在医生的指导下定期进行血糖、尿糖、糖化血红蛋白、血脂、尿微量白蛋白、血压、心电图、体重、眼科检查等，随时掌握病情的变化，遵从医嘱，在医生指导下坚持治疗。要根据血糖变化情况随时调整治疗方案，使药物治疗和生活起居更具针对性，宜采取中西医结合的方法，根据病情需要坚持应用有科学依据、有预防治疗作用的治疗药物，使临床症状消失,血糖达到正常水平,血脂、血压维持在正常水平,用药切不可三天打鱼,两天晒网。

(3)合理安排日常饮食　　饮食调养在糖尿病的治疗康复中占有十分重要的地位,日常饮食要科学合理,注意饮食营养的均衡、全面,尤其要克服挑食、偏食、不按时进食等不良饮食习惯,要戒除吸烟饮酒,严格按照糖尿病患者每日所需的热能定时、定量饮食,同时还宜根据自己的病情需要选用药膳进行调理。

(4)适当进行运动锻炼　　适当运动锻炼可增加机体对胰岛素的敏感性,改善脂类代谢,控制体重,改善心、肺功能,降低血压,增强体质,且有利于控制血糖,是糖尿病患者自我调养的重要手段,所以糖尿病患者一定要重视适当运动。需要注意的是糖尿病患者一定要在医生的指导下根据病情需要合理安排运动,否则不仅难以取得应有的健身效果,还容易使病情加重。

总之,糖尿病患者绝不能悲观失望,要保持良好的心态,坚持与疾病做斗争,只要坚持长期正确治疗,使病情得到满意地控制,防止和减少并发症,如此糖尿病患者同样可以和正常人一样尽享天年。

二、糖尿病防治中的误区有哪些？

咨询:我今年 57 岁,是糖尿病患者,我知道糖尿病是一种严重危害人们健康和生活质量的常见病、多发病,也清楚防治糖尿病的重要性,听说有一些防治糖尿病的做法是不恰当的,可以说是误区,请您告诉我**糖尿病防治中的误区有哪些？**以便生活中注意纠正。

解答:正像您所说的那样,在糖尿病的防治过程中,确实有不少人在认识上存在误区,影响了正确的诊断治疗和调养。下面是常见的几种误区,了解这些误区,走出误区,才能更好地控制血糖,避免和减少并发症的发生。

(1)血糖升高就一定是糖尿病　　生活中有很多人在检查时发现血糖高就认为自己患了糖尿病,其实这是一个对糖尿病认识上的误区。糖尿病有严格的诊断标准:空腹血糖≥7.0毫摩尔/升,餐后2小时或随机血糖≥11.1毫摩尔/升,有临床症状的方可诊断为糖尿病;如果没有临床症状,则应在另一天重复测定血糖1次而出现上述异常结果中的一种才可确诊。临床中有一部分人的空腹血糖在6.1~7.0毫摩尔/升之间,而餐后2小时的血糖属于正常值,这种情况叫作空腹血糖受损;还有一部分人空腹血糖正常,而餐后2小时血糖在7.8~11.1毫摩尔/升之间,这种情况称为糖耐量减低。以上2种情况都是介于正常血糖与高血糖之间的中间代谢状态,属于糖尿病调节异常,尚不能诊断为糖尿病,但是这两类人群未来发生糖尿病的危险性比正常人高。有数据表明,这两类人群中约有1/3的人在几年后会发展成糖尿病,有1/3维持不变,另外1/3转为正常。因此这些人需要经常检查,正确面对,并且应该积极预防。

(2)空腹血糖不高就万事大吉　　说到查血糖,很多人往往首先想到的是空着肚子抽血化验,一查空腹血糖不高,多数人就放心了,其实餐后血糖和空腹血糖同样重要,因为在一天当中只有晨起时是严格意义上的空腹,其他大部分时间我们都是处于"饭后"状态,如果餐后血糖很高的话,人体器官就相当于泡在"糖水"里,时间长了必须会导致疾病的发生。有关专家指出,在我国,单纯餐后血糖增高者占糖尿病前期的70%以上,忽视餐后血糖的检测,仅根据空腹血糖来诊断糖尿病,漏诊率高达40%~80%,而且餐后高血糖严重威胁着患者心脑血管的健康,是心脑血管事件的独立危险因素,所以仅仅关注空腹血糖显然是远远不够的,会让大量糖尿病隐患潜伏下来。目前,在糖尿病患者中普遍存在只重视空腹血糖的误区,认为空腹血糖控制好了就万事大吉了,而忽视了餐后血糖,很多"糖友"甚至很少监测餐后2小时血糖的变化,使得他们罹患心肌梗死、脑卒中等糖尿病并发症的风险大大增加,所以糖尿病患者应该长期坚持进行血糖监测,尤其是餐后2小时的血糖控制,只有这样才能更好地预防糖尿病心脑血管病变的发生。

(3)治疗时偶有低血糖无所谓　　由于用药或注射胰岛素不当,糖尿病患者在治疗的过程中时有低血糖现象的发生,而低血糖症是糖尿病治疗过程中最常见的也是最重要的并发症。目前,很多患者只关注高血糖,而忽视了低血糖的危害性,自我防护意识不足,甚至有人认为偶尔出现低血糖是无所谓的,其实低血糖的危害远远高于高血糖,因为高血糖的危害是长期、逐渐发生的,暂时不影响生命,而低血糖的出现一般都比较突然,危害是快速的,有时甚至是致命的。患者发生低血糖时,轻者会出现饥饿、心慌、大汗淋漓、疲乏无力、面色苍白等症状,一般进食少量糖果、巧克力和碳水化合物,稍事休息后可缓解,低血糖如果持续时间较长、性质较重,患者的脑细胞将会因为缺氧而造成永久性的损害,心脏也会因为供能、供氧受到障碍而产生心律失常,甚至导致急性心肌梗死,增加了发生心脑血管突发事件的危险性。所以,在降糖的同时应注意监测血糖,尽量避免低血糖的发生。

（4）无自觉症状不需监测血糖　　患了糖尿病监测血糖是必需的,很多糖尿病患者认为监测血糖是件麻烦事,每次检测都要经受扎针之苦,所以一提到测血糖就发怵,甚至抵触。还有一些患者认为监测血糖是有典型症状患者的事,自己没有自觉症状,就不需监测血糖,其实这种观点是错误的。测血糖千万不能怕扎针、嫌麻烦,忽视血糖监测可以说是拿自己的健康和生命开玩笑,如果血糖忽高忽低,时间长了就会罹患各种并发症,患者应根据病情合理安排血糖的监测时间和频率。关于血糖监测的时间,一般都知道要监测空腹、餐前、餐后2小时血糖,对于血糖监测的频率,则要根据病情和治疗方法而论,宜在医生的指导下进行。

三、糖尿病患者日常生活中应注意什么?

咨询: 我前天查出患有糖尿病,已经开始在控制饮食的同时服药治疗,我知道疾病是三分治疗,七分调养,糖尿病患者除了进行必要的针对性治疗外,在日常生活中还应重视自我调养,但是不知道应该如何调养,麻烦您告诉我**糖尿病**

患者日常生活中应注意什么?

解答:人们常说疾病三分治疗,七分调养,糖尿病更是如此。糖尿病与日常生活中的饮食不当、起居失宜、缺乏锻炼、情志失调等密切相关,糖尿病的治疗调养,也应注意从日常生活调摄做起。糖尿病患者在日常生活中应注意以下几点:

(1)重视定期测血糖　　定期检测血糖是糖尿病患者日常生活中应当重视的,是指导用药的"金钥匙"。许多糖尿病患者不重视血糖的定期检测,常常仅凭自身的感觉来判断血糖的高低,甚以此作为药物治疗的指征,这样是十分有害的。糖尿病患者不注意定期检测血糖,是导致病情加重或产生严重并发症的重要原因。一般情况下,糖尿病患者在血糖升高时,常会感到口渴心烦、多饮多尿、神疲乏力明显,但由于长期处于高血糖或波动性较大的情况下,患者逐渐适应了高血糖状态,反而感觉自觉症状减轻,此时若不借助血糖的定期检测来指导用药,则很容易在某些特殊诱因促发下产生严重的心、脑、肾等并发症,甚至会有致命的危险。实际上,患糖尿病并不可怕,患者如能做到每隔一段时间测量 1 次血糖,根据情况调整用药,可以获得药物治疗的最佳效果,把血糖控制在理想的水平。至于如何确定测量血糖的周期、时间,应在医生的指导下因人而异。只有定期测量血糖,做好糖尿病患者的血糖监控工作,才能最大限度地降低糖尿病给机体带来的危害。

(2)坚持用药不能忘　　定期测量血糖是为了掌握血糖的动态变化,以便恰当地应用药物。糖尿病是一种难以根治的慢性病,一旦罹患绝大多数患者须终身服药。糖尿病患者应在医生的指导下按时服药,并长期坚持,以使血糖接近正常或正常,并保持稳定,减少血糖升高给机体造成的危害。如果用药没有规律,随意停药,血糖时高时低,很难阻止糖尿病病情的发展,也容易引发各种并发症。

(3)天天应有好心情　　对于糖尿病患者,除了药物治疗外,保持心理平衡至关重要。对于不满意的人或事,要进行"冷处理",避免正面冲突。要培养多方面的兴趣,积极参加力所能及的社会公益活动及适合自己的文化娱乐活动,也可以培养自己的一些业余爱好,如学绘画、书法、种花、养鸟、垂钓、听音乐等。良好的兴趣和爱好可以开阔胸怀,陶冶情操,缓解身心紧张劳累,对于调节情绪和保持心理平衡大有裨益。愿所有的糖尿病患者时时都能心情舒畅,天天都有好心情。

(4)运动锻炼不可少　　运动锻炼是调治糖尿病的重要手段之一,适当的运动锻炼能促进新陈代谢,减轻肥胖,降低血压、血脂,降低和稳定血糖,并可增加人体对胰岛素的敏感性,对高血压病、高脂血症、动脉硬化、冠心病以及糖尿病等疾病的治疗都是十分有益的。适宜于糖尿病患者运动锻炼的项目多种多样,糖尿病患者可根据自己的具体情况,在医生的指导下有选择地进行锻炼,并养成习惯,长期坚持,以求获得最佳的运动锻炼效果。

(5)切记要控制饮食　　饮食调养是防治糖尿病的"五驾马车"之一,控制好饮食是落实防治糖尿病综合措施的重要体现。严格控制总热量,合理饮食,科学配餐,是糖尿病患者饮食疗法的基础原则,糖尿病患者应在医生的指导下科学合理地安排日常饮食,以满足食疗的要求。

(6)注意戒烟慎饮酒　　吸烟是不良嗜好,对人体的危害很大,尽管饮少量低度优质红酒对身体是有益的,但酗酒是有百害而无一利的,吸烟和过度饮酒都不利于糖尿病的治疗和康复,所以注意戒烟慎饮酒也是糖尿病患者在日常生活中应当注意的。

生活起居在糖尿病的治疗与康复中占有十分重要的地位,糖尿病患者应做到科学地安排起居,克服日常生活中有碍健康的种种不良习惯,积极进行治疗调养,愿所有的糖尿病患者都能像健康人一样工作、生活和长寿。

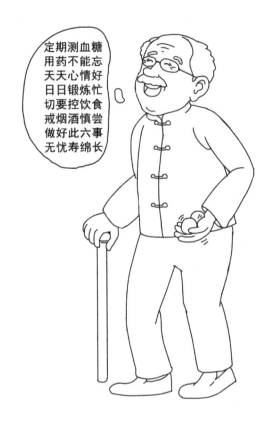

四、糖尿病患者需要长期休养吗?

咨询:我们单位的老李,患有糖尿病,现在长期在家休养,我的邻居刘主任,也患有糖尿病,他一直在坚持上班,我上周也查出患有糖尿病,爱人想让我在家长期休养,可单位还有很多工作需要我去做,现在心里很矛盾,麻烦您告诉**糖尿病患者需要长期休养吗?**

解答:糖尿病是一种严重影响人们健康和生活质量的常见病、多发病,容易引起心、脑、肾等多种严重的并发症。正确对待、积极治疗糖尿病,克服消极思想和急躁情绪,充分发挥药物治疗、饮食调养和运动锻炼的效能,最大限度地调动机体自我调控能力,是稳定、降低血糖,提高糖尿病患者生活质量,预防并发症发生的重要手段,也是治疗糖尿病的基本原则。其中,保持良好的生活方式显然是十分重要的。

那么,怎样才算是良好的生活方式? 糖尿病患者是否需要长期休养呢? 这个问题不只是您,有很多糖尿病患者都问过。要回答这些问题,我们对糖尿病必须有一个正确的认识。首先,糖尿病是一种难以根治的慢性病,绝大部分患者需要终身服药,因此,应注意选择合理的药物,持之以恒地坚持治疗。其次,糖尿病虽然会引起心、脑、肾等多种并发症,但并不是这些情况都会出现,只要坚持治疗,将血糖控制在理想的水平并保持稳定,就会延缓或减少并发症的发生,得了糖尿病,照样能长寿。糖尿病的治疗除了药物之外,平时的生活方式,诸如饮食、情绪、运动等,都关系到病情的发展和演变。长期缺乏运动,认为糖尿病一定要静养,只会加重患者的思想负担,给稳定降低血糖带来不利影响,而坚持适当的运动锻炼,积极参与各种社会活动,对糖尿病患者保持良好的情绪,减轻体重、降低血脂,稳定降低血压,改善血糖代谢,减轻或消除糖尿病患者口渴心烦、神疲乏力等自觉症状,预防或减少各种并发症的发生都是有利的,适当的运动锻炼是糖尿病患者自我调养的重要组成。糖尿病患者并不一定要长期休养,只要驾驭好由健康教育和心理疗法、饮食调养、运动疗法、药物疗法以及病情监测组成的这辆控制糖尿病的"五驾马车",糖尿病患者完全可能像健康人一样工作、生活和长寿。

生活是丰富多彩的,影响生活质量、有碍于健康的行为也是多种多样的,良好的生活方式必须做到作息要定时,活动有规律,睡眠要充足,三餐有节制,劳逸要结合,只有这样,才有利于糖尿病患者的治疗调养,有助于使血糖降低和稳定,才能延缓心、脑、肾等并发症的发生。

五、糖尿病肾病患者的饮食应注意哪些问题?

咨询:我今年 63 岁,患糖尿病已十多年,最近因腰部酸痛不适、水肿到医院就诊,又查出糖尿病性肾病,医生告诉我必须注意饮食调养,限制每日进食的蛋白质量,多吃优质蛋白质,如果饮食不当会加重病情,我想知道**糖尿病肾病患者的饮食应注意哪些问题?**

解答:像您这样糖尿病并发肾病者,在临床中并不少见,糖尿病肾病患者更应当注意饮食调养。糖尿病肾病患者的饮食问题较单纯糖尿病患者更为复杂,应根据个体情况区别对待,总体来说应注意以下几个方面:

(1)糖尿病肾病患者的饮食,每日的总热能仍需按糖尿病规定的要求控制,不必增加总热能的摄入,主食总量应保持在 250 ~ 350 克,蔬菜可以适当多吃。

(2)视患者有无高血压及水肿等情况,分别给予低盐或无盐饮食。

(3)虽然近年有人认为长期摄入过多的蛋白质食物是引起糖尿病肾病的一种危险因素,主张糖尿病肾病患者应长期吃优质低蛋白饮食,不过蛋白质是机体必需的 3 大营养素之一,糖尿病肾病患者摄入适量的蛋白质是机体正常功能活动所必需的,也是促进病体康复的基本物质。糖尿病肾病患者,虽有蛋白尿,但肾功能正常者,每日蛋白质的摄入量最好适量放宽,以 80 ~ 100 克为宜,且以选用优质蛋白质为主。对于有氮质血症的患者,在治疗上有一定的矛盾,即蛋白质摄入不足易发生低蛋白血症,蛋白质含量较高易加重氮质血症,这种情况最好在专业营养医生的指导下控制每日的蛋白质摄入量。

(4)宜选食含糖量低,富含维生素 A、维生素 B_2 及维生素 C 的食物。

(5)水分不要盲目限制,要根据患者水肿、血压等病情变化,决定水的摄入量。

(6)伴有高脂血症时,应特别注意限制膳食中饱和脂肪酸的含量,伴有贫血时可补充富含铁、维生素 B_{12}、叶酸等的食物,如木耳、菠菜等。

(7)限制对肾脏有刺激、有损害作用的食物,如芥末、辣椒等。

六、糖尿病患者能吃甜食吗?

咨询:我今年 47 岁,平时很喜欢吃甜食,自从半年前查出患有糖尿病后,凡是甜食我是一概不敢吃,害怕会使病情加重,现在我的空腹血糖和餐后血糖控制得都比较理想,也很想吃一些甜食解解馋,可是心中的顾虑重重,麻烦您告诉我**糖尿病患者能吃甜食吗?**

解答:吃是人生的一大乐趣,但按以往糖尿病患者必须禁糖的观点,不仅糖不能吃,而且大量与甜味相联系的食物也不能吃。时间长了,患者想吃甜食的欲望越来越强烈,于是为适应这种需求,各种号称"无糖""代糖"的甜味食品、饮料、糖果便应运而生,那么糖尿病患者能吃甜食吗? 糖尿病患者该不该吃这些食品? 应该怎样吃才科学? 这里简单介绍如下:

　　首先,要明白这些食品不具备降糖药物的功效,只能改变糖尿病患者的口味,提高糖尿病患者的生活质量,所以不能轻信厂家的夸大宣传。其次,在选用这些食品时应考虑饮食的需要,不能过量,必要时应向营养师、医生咨询。实际上,糖尿病患者主要是不能吃含蔗糖和葡萄糖的食物,而对于用蛋白糖、木糖醇、阿巴斯甜等制作的食品是可以适当摄入的。目前市场上有 2 大类人工甜味剂,一类是仅含微量热能或不含热能的人工甜味剂,包括糖精、阿斯巴甜、蛋白糖、舒卡糖、甜味菊苷等,另一类是含有一定热能的人工甜味剂,包括木糖醇、山梨醇、麦芽糖醇、果糖、乳糖等,由于它们的代谢过程与蔗糖不同,因此糖尿病患者也可适量食用。美国糖尿病学会目前推荐使用的人工甜味剂是 2 种非热能糖,即糖精和阿斯巴甜,我国尚无对人工甜味剂的推荐。

　　值得注意的是,国内有些新产品广告中宣传的"无糖"只是无蔗糖,却加入了大量的果糖、乳糖等,其热能并未减少,糖尿病患者在选用前,一定要看清说明书。另外无论是食用无糖糕点、奶制品,还是饮料、水果糖,都必须计入日常糖尿病食谱的总热能之内,并相应减少其他饮食,使每日的总热能保持平衡。

七、多吃"糖尿病食品"有好处吗？

咨询：我患糖尿病已多年，一直坚持服降糖药，并注意控制饮食，加强运动锻炼，血糖控制的很满意，前天无意中看到一则有关"糖尿病食品"的广告，说"糖尿病食品"对糖尿病有辅助治疗作用，可常吃多吃，我不太相信，请问**多吃"糖尿病食品"有好处吗？**

解答：近年来，各种食疗广告日渐增多，所谓"糖尿病食品"就是其中之一。有些糖尿病患者误认为既然患了糖尿病，那么市场上的"糖尿病食品"（也称为无糖食品）就应该是最适合自己的，而且多吃无妨，其实这种认识是错误的。

目前，市场上并没有真正的"糖尿病食品"，所谓的"糖尿病食品"，绝大多数只是其中没有添加蔗糖。应当注意的是，这些食物往往是淀粉类食物，淀粉也就是碳水化合物，本身就是糖类。任何食物中的淀粉，在进入人体内后会立即变成葡萄糖进入血液而使血糖升高。另外无蔗糖并不等于无其他种类的糖，如葡萄糖、果糖、乳糖、麦芽糖等，而且长期食用所谓的"糖尿病食品"不仅不能控制血糖，还会导致营养缺乏，甚至引起其他疾病。

只有药物才能起到降低血糖的作用，目前还没有发现任何食物能够较为满意地降低血糖，想通过单纯食用某几种食物就达到控制糖尿病的目的是不现实的，只会延误治疗的时机，饮食治疗应与药物治疗、运动锻炼等其他治疗方法相配合，千万不能听信吃某种"糖尿病食品"或"降糖食品"可以治疗糖尿病的虚假广告。

当今治疗糖尿病的各种广告充斥人们的视野，其中绝大多数含有虚假成分。有的厂家甚至吹嘘"糖尿病食品"可降糖，"降糖食品"可治疗糖尿病，这首先违反了《中华人民共和国广告法》中保健食品不能宣传疗效的规定，其次我国食品管理法规定食品中不能添加药品，显然没有添加降糖药品的任何食物制品都是不会具有降糖功效的。

八、糖尿病患者饮酒有什么危害？

咨询：我今年 44 岁,平时喜欢饮酒,今年元月份检查发现患有 2 型糖尿病,医生告诉我以后最好不要饮酒,现在我经营着一家小公司,由于工作的原因我不得不经常与客户喝酒,每次喝酒时我都很矛盾,担心会使病情加重,我想知道**糖尿病患者饮酒有什么危害？**

解答：饮酒对糖尿病患者来说,有百害而无一利,因此糖尿病患者一定要控制饮酒,最好是戒酒。

酒文化在我国源远流长,酒是亲朋相聚、节日喜庆常用的饮品。人们宴请宾客好友之时,多是美酒飘香之际,推杯换盏,其乐融融,大有不醉不休之势,孰不知,嗜物均应有度,适之则宜,过之则害,饮酒亦然,少饮之有益,多饮则遗患无穷。

酒的品种很多,有果酒、啤酒、黄酒、白酒、红酒等。对一个健康人来说,少量、间断饮用一些低度的优质酒,能提神、助消化、暖胃肠、御风寒、活血通络,对人的健康是有益的。但是饮酒无度或经常饮用含酒精浓度高的烈性酒,对人体有百害而无一利。对身体素有糖尿病、高血压病、慢性肝病、冠心病等慢性病的患者来讲,须特别注意,为了健康,谢绝饮酒。糖尿病患者当中有相当比例的人有饮酒的习惯,饮酒对糖尿病的危害是多方面的,饮酒不但不利于降低控制血糖,还易于引发并发症等。主要表现在以下几方面：

（1）饮酒对糖代谢的影响　　酒精对糖代谢的影响与机体的营养状态有关,营养状况好时饮酒可促使血糖升高;饥饿及营养状况欠佳时,饮酒则无升血糖作用,甚至使其下降。肝糖原储藏充足时,酒精可促进糖原分解及抑制葡萄糖利用,使血糖升高;肝糖原储藏不足时,酒精使糖异生受阻,易发生低血糖。

（2）饮酒可发生血脂紊乱　　饮酒还容易引发血脂代谢紊乱,其主要改变为血中三酰甘油及低密度脂蛋白胆固醇浓度升高。临床证明糖尿病患者饮酒不但易致血脂代谢紊乱,而且持续时间长,不实行饮食治疗者尤甚。

(3)常饮酒可使血糖失控　　糖尿病患者在饮酒时,吃一些含糖食物,血糖即可升高,使糖尿病失去控制。常饮酒而不吃食物,会抑制肝糖原的分解,使血中葡萄糖量减少,出现低血糖症状。有资料显示,虽然饮酒量有一定差异,但其总热能常呈过多,故血糖水平不易控制,代谢控制不佳,使饮食疗法执行不佳导致病情恶化。

(4)饮酒易致酮症酸中毒　　糖尿病患者因过量饮酒引起的糖尿病酮症酸中毒并不少见。

(5)饮酒可造成肝脏损害　　糖尿病患者由于糖代谢紊乱,不能像正常人那样在肝脏内贮存葡萄糖,所以肝脏的解毒能力较差,而酒精在体内是由肝脏来解毒的,因此长期大量饮酒可造成肝脏严重损害。

饮酒引发的其他危害还有:用胰岛素治疗的糖尿病患者,空腹饮酒易出现低血糖;用磺脲类降糖药治疗的糖尿病患者,饮酒可引起心慌气短,面颊发红等症状。同时酒精能耗竭肝糖原贮备,抑制糖异生而加重磺脲类降糖药的低血糖效应。糖尿病患者高血压病、冠心病、动脉硬化等心脑血管病的发病率高,发病年龄早,病情发展快,长期大量饮酒会加速病情进展且容易引发各种并发症。

基于上述情况,糖尿病患者最好不要饮酒,如欲饮酒只能少量饮用酒精浓度低的啤酒、果酒,并且要计算热能,不要空腹饮酒。必须提出的是,重症糖尿病患者、合并有肝胆疾病、心脑血管疾病的糖尿病患者,以及正在使用胰岛素的患者,一定要严禁饮酒。

九、糖尿病患者为何要低盐饮食?

咨询:我今年 56 岁,患糖尿病已十多年,一直坚持服用降糖药,在控制饮食和加强运动锻炼方面也都很注意,血糖控制的比较满意,前天去医院检查,医生询问了我的饮食习惯后,要求我低盐饮食,因为我从小口味就比较重,请问**糖尿**

病患者为何要低盐饮食?

解答:糖尿病患者低盐饮食是十分必要的。饮食调养是综合治疗控制糖尿病的"五驾马车"之一,在糖尿病的综合治疗中占有十分重要的地位。合理的膳食不仅可以预防糖尿病,还可帮助糖尿病患者控制血糖,任何时候饮食调养在糖尿病的控制上都起到决定性的作用,而且科学合理的饮食对高脂血症、高血压病、肥胖症、冠心病这些经常和糖尿病共存的疾病有控制作用。

饮食调养作为糖尿病的基础治疗方法,医生们是十分重视的,每遇糖尿病患者,都会告诉其注意控制饮食,绝大多数糖尿病患者也都知道应当限制饮食的摄入量,而对于低盐饮食、限制食盐的摄入量,则都很少注意,其实糖尿病患者低盐饮食与控制饮食同样重要。

现代研究表明,过多摄入食盐,具有增强淀粉酶活性而促进淀粉消化和促进小肠吸收游离葡萄糖的作用,可引起血糖浓度增高而加重糖尿病患者的病情,因此糖尿病患者应限制高盐饮食。同时,糖尿病患者如果长期摄入过多的食盐,还会诱发高血压病,并且会加速和加重糖尿病性大血管并发症的发生和发展。此外,食盐还能刺激食欲,增加饮食量,对控制饮食不利。

由上可以看出,糖尿病患者必须限制食盐的摄入量,实行低盐饮食,每日食盐摄入量应在 5 克以下。当然,限制食盐摄入量的内容是多方面的,不仅是饮食中应当低盐,还应包括减少使用含盐的调味品,如黄酱、酱油等。

十、糖尿病患者是否可以补钙?

咨询:我今年 67 岁,患糖尿病已十多年,在控制饮食、加强运动锻炼的基础上,一直坚持服用降糖药治疗,血糖控制的比较满意,由于近段时间我腰腿痛严重,前天到医院检查,诊断患有骨质疏松症,骨科医生建议我补点钙,我想问您**糖尿病患者是否可以补钙?**

解答:糖尿病多发于中老年人,补钙是中老年人不可缺少的自我调养保健方法,对增强体质、预防骨质疏松等大有好处,那么糖尿病患者是否可以补钙呢?这里告诉您,糖尿病患者完全可以并且很有必要补钙。

钙是人体不可缺少的一种常量元素,其中99%的钙以羟磷灰石的形式构成骨盐,存在于骨骼和牙齿中,是构成骨骼和牙齿的主要成分,其余1%的钙则分布在体液及软组织中。钙在体内能调节心脏和神经系统活动,使肌肉维持一定的紧张度,维持脑组织的正常功能,也是血液凝固的必需物质。

钙元素与糖尿病并发症关系密切,糖尿病患者由于缺乏胰岛素,呈高血糖状态,当大量含糖尿液排出时,大量的钙、磷也随之丢失,与此同时骨皮质中含有的镁也一起流失,呈低镁状态,因此糖尿病患者容易并发骨质疏松症。当糖代谢改善时,矿物质代谢可恢复正常,临床观察表明,糖尿病经正规胰岛素治疗后尿钙可下降至正常范围。

补钙对糖尿病大有好处,补钙一方面能预防和改善糖尿病患者的骨质疏松和动脉硬化,另一方面还可以纠正细胞内缺钙和对抗糖尿病性肾病的发展。因此,糖尿病患者不仅可以补钙,还应及时补充适量的维生素 D,大力提倡从饮食中补充钙质。

十一、糖尿病患者应该如何享用宴席?

咨询:我患糖尿病已 5 年,一直服用降糖药治疗,平时也很注意控制饮食和运动锻炼,血糖控制的比较满意,让我烦恼的是每到节假日或参加亲朋好友的宴请时,面对桌子上的酒菜常常不知所措,请问遇到这种情况应该怎样应对?

糖尿病患者应该如何享用宴席?

解答:每逢节假日,亲朋好友相聚在一起,在家设宴席或外出赴宴都是经常的事,遇到这种情况您也不必过于紧张,作为糖尿病患者享用宴席,可以参考以下几条执行:

(1)根据自己平时的血糖控制目标与膳食计划,选择合适的食物品种与数量,尽可能接近平时的饮食习惯。

(2)对不熟悉的菜肴,应事先了解其材料与制法,否则少食为佳。

(3)选用烹调方法以少油为主,如用蒸、煮、焖等制作方法制作的食物,少食用油炸、油腻厚味的食物。

(4)避免食用肥肉、甜食、稠汤等。

(5)饮料选用矿泉水、茶、不加糖的果汁、菜汁或软饮料,选用前认真了解标签上的内容。

(6)进餐时间要与注射胰岛素或口服降血糖药的时间相配合,如进餐时间拖后延长,应事先进食少量含糖类的食物,以免出现低血糖。

(7)要严格控制饮食量,无论准备的菜肴多么丰盛,都不要过量进食。

(8)能否饮酒及能饮用何种酒,要严格按医嘱执行。

十二、糖尿病患者吃南瓜越多越好吗?

咨询:我今年58岁,是个农民,前几天查出患有糖尿病,正在服用二甲双胍治疗,我们这里有吃南瓜可调治糖尿病的说法,我家里种的也有南瓜,我也经常吃,既然吃南瓜可调治糖尿病,我想多吃一些,但又不知道合适不,请问**糖尿病患者吃南瓜越多越好吗?**

解答:在民间,确实有食用南瓜调治糖尿病的习惯,那么南瓜到底能不能调治糖尿病? 糖尿病患者吃南瓜是不是越多越好呢? 这里简单介绍一下。

南瓜又称倭瓜、番瓜、饭瓜,是葫芦科一年生草本蔓茎植物的果实。中医认为其味甘,性温,具有润肺益气、化痰排脓、驱虫解毒等功效,确实是人们常吃的糖尿病的食疗佳品。现代研究表明,南瓜含有较多的果胶纤维,每100克干品南瓜含果胶物质达7~17克,并含有甘露醇等成分,与淀粉类食物混吃时,会提高胃内容物的黏度,并调节胃内食物的吸收度,使糖类的吸收减慢,推迟了胃内食物排空时间及改变肠蠕动速度,同时果胶在肠道内又会形成一种凝胶状物质,使消化酶和营养物质的分子不能均匀混合,延缓了肠道对营养物质的消化与吸收,从而控制饭后血糖,使饭后血糖不至于升高过快。南瓜含有丰富的营养成分,含有多种维生素、胡萝卜素、钙、磷、铁、锌等,具有辅助降血脂、降血压和降血糖作用,其不但能防治糖尿病,对人体还有多种保健作用。南瓜中含有较多的微量元素钴,其含量为所有蔬菜之冠,而钴是胰岛细胞维持正常功能所必需的微量元素,它能增加体内胰岛素释放,促使糖尿病患者胰岛素分泌正常化,对降低血糖有一定作用。有学者认为南瓜的这一作用是南瓜具有防治糖尿病的关键所在。

由上可以看出,糖尿病患者进食南瓜是有利于病情控制的,糖尿病患者可适当多吃南瓜。当然,什么事情都有个度,糖尿病患者食用南瓜并非越多越好,仍应在每日制定的总热能范围内适量食用。

十三、糖尿病患者能多吃黄瓜吗?

咨询:我的邻居老张,是糖尿病老病号,他在坚持运动锻炼、服用降糖药的同时,经常吃黄瓜,血糖控制得很好,他说吃黄瓜有利于控制血糖,我刚查出患有糖尿病,也想像老张那样经常吃些黄瓜,但又不知道是否合适,麻烦您告诉我**糖尿病患者能多吃黄瓜吗?**

解答:这里首先告诉您,糖尿病患者适当多吃点黄瓜是有益处的。黄瓜又称菜瓜、胡瓜、青瓜,是葫芦科草本植物黄瓜的果实。中医认为其味甘,性凉,具有清热解毒,通便利水,减肥美容之功效,生吃可解渴、除烦,熟吃有利水作用,是人们常吃的蔬菜之一。

现代研究表明,黄瓜含有蛋白质、脂肪、钙、磷、铁、B族维生素、丙醇二酸、维生素C、维生素E、烟酸等成分。黄瓜含有的纤维素、烟酸等物质对于促进胃肠道蠕动和降低胆固醇、降低血压有一定的作用;维生素E有抗衰老的作用;丙醇二酸能抑制糖转化为脂肪;维生素C、烟酸等物质参与体内糖代谢以及氧化还原过程,促使细胞间质的生成,能降低毛细血管的脆性。另外黄瓜还能抑制胆固醇的合成,具有降血脂、抗血栓形成的功效。黄瓜对防治高血压病、冠心病、脑动脉硬化、脑血栓、糖尿病、高脂血症等多种慢性病均有一定的作用,也是糖尿病患者不可多得的食疗佳品,能降低稳定血糖,减轻糖尿病患者心烦口渴、便秘等自觉症状,很适合糖尿病患者食用,所以糖尿病患者宜适当多吃黄瓜。

黄瓜富含营养,色鲜味美,食用方法很多,炒食和凉拌均可,荤素皆宜,人们也爱把它当水果吃。

十四、山药是传统的降糖佳品吗?

咨询:自从上个月查出患有糖尿病后,我特别留意有关饮食调养这方面的知识,我知道山药是药食两用之品,具有很好的健脾益肾、强身健体功效,前天有一病友说山药还有较好的降低血糖和治疗糖尿病作用,是传统的降糖佳品,请问**山药是传统的降糖佳品吗?**

解答:山药确实是传统的降糖佳品。山药是薯蓣科多年蔓生草本植物薯蓣的根茎,中医认为其味甘、性平,归脾、肺、肾经,具有益气养阴,补脾肺肾,固精止带之功效。适用于脾胃虚弱证,肺肾虚弱证,以及阴虚内热、口渴多饮、小便频数的消渴证等。

山药不仅营养丰富,而且药用价值较高,是传统的药食两用佳品。现代研究表明,山药含有薯蓣皂苷、薯蓣皂苷元、胆碱、植酸、止杈素、维生素、甘露聚糖等成分,具有滋补、助消化、止咳、补痰、脱敏和降血糖等作用。动物药理实验表明,山药水煎剂可以降低正常小鼠的血糖,对四氧嘧啶引起的小鼠糖尿病有预防和治疗作用,并可对抗由肾上腺素或葡萄糖引起的小鼠血糖升高。

山药是传统的降糖佳品,用山药治疗消渴病古今医家都很重视,在治疗糖尿病的方剂中,以山药为主药以及应用山药者众多,著名的六味地黄汤其组成就有山药。近代著名中医施今墨生前也喜用山药治疗糖尿病。施氏说:"山药伍黄芪，苍术配玄参，一阴一阳，一脾一肾，应用于治疗糖尿病，可有降低血糖和减除尿糖之功，余治疗糖尿病，在辨证的基础上，多加用这两对药味。"他在论述山药时说："山药甘平，补脾阴之力著，"他还引起明代周慎斋"脾阴不足，重用山药"之语，临床中喜用山药。在施今墨治疗糖尿病的验案中，山药配黄芪成了必用之品。对于糖尿病患者来说，将山药融入与糖尿病抗争的日常膳食餐饮中去，坚持长期服食，可获得降低稳定血糖，防止或减少糖尿病并发症的效果。

山药是糖尿病常用的保健食品，在调养糖尿病的食疗方中，多数用有山药。用山药水煎代茶饮，能益气养阴、生津止渴，能有效改善糖尿病患者的自觉症状，日用量宜在 60～250 克。若研末服，每次可用至 10 克。以山药为主要材料制成的调治糖尿病的食疗方，如山药粥、山药降糖饮、山药消渴饼等，都是糖尿病患者常用的保健食品。

十五、豆制品饮料是糖尿病患者的益友吗？

咨询：自从今年初查出我患有糖尿病后，在饮食方面就特别注意，我知道豆浆、豆腐脑、豆奶等豆制品是人们常食的副食，单位同事还说豆制品饮料含糖量不高，是糖尿病患者的益友，糖尿病患者饮用可起到辅助治疗作用，请问**豆制品饮料是糖尿病患者的益友吗？**

解答：豆制品饮料是指黄豆、黑大豆、青豆等豆类制成的豆汁饮品，包括豆浆、豆腐脑、豆奶等。大豆具有很高的营养价值，以大豆为原料制成的豆制品饮料是人们常饮的保健饮品，也是糖尿病患者的益友。

用大豆制成的豆浆为高蛋白、低脂肪营养品，是我国人民重要的早餐饮品，其营养成分可与牛奶媲美，能补虚润燥，清肺化痰，宁心止咳，健脾补血，还有降糖利尿、降低血压等作用。豆腐脑有益气和中，生津润燥，清热解毒的功效，也是人们常食的豆制饮品。用豆浆汁加工制成的豆奶，包含了豆浆、豆腐脑的全部特色，而且因配伍有各种药食兼用之品，更具独特的医疗保健功效，是人们看望病人常带的保健营养品。

豆制品饮料主含亚油酸成分,摄入人体后可以提供足够的"原料",合成机体代谢所需的前列腺素,能有效地增强和保护血管的活力。同时豆制品饮料含有大量的豆固醇,几乎不含胆固醇,可以起到抑制机体吸收动物食品所含胆固醇的作用,协同不饱和脂肪酸与体内胆固醇结合转变为液态,随尿排出,从而降低胆固醇的含量,有助于高血压病、动脉粥样硬化、高脂血症等多种慢性病的治疗和康复。

豆制品饮料还具有肯定的降低血糖作用,糖尿病患者每日饮用适量大豆制成的豆制品饮料,可以降低、稳定糖尿病患者的血糖,减少降糖药的使用剂量。有医学家对600名糖尿病患者进行了临床研究观察,在饭后饮用豆制品饮料一段时间后,绝大多数糖尿病患者的血糖都有不同程度的下降,豆制品饮料确实能降低血糖,大豆制成的豆制品饮料对治疗调养糖尿病确有好处。

由上可以看出,豆制品饮料如豆浆、豆腐脑、豆奶等,确实是糖尿病患者生活的好伴侣、好朋友,养成每天喝豆浆的好习惯,不仅有益于提高身体素质,而且有助于治疗调养糖尿病、高脂血症、高血压病等多种慢性病,豆制品饮料是糖尿病患者的益友。

十六、为什么糖尿病患者要重视饮食调养,又该如何调养?

咨询:我朋友老张患有糖尿病,每次我们一起吃饭,他都特别注意,说合理饮食对控制糖尿病十分重要,我前几天也查出患有糖尿病,医生也交待在坚持服药、注意运动锻炼的同时,切记一定要注意饮食调养,请告诉为什么**糖尿病患者要重视饮食调养,又该如何调养?**

解答:控制饮食在治疗糖尿病过程中有重要地位。的确,糖尿病的发生与发展和不良的饮食习惯密切相关。

现在生活条件好了,手头有钱了,人们在有能力选择和享受各种美味佳肴的时候,却不知不觉地在体内为糖尿病的"发芽生长"提供了有利的土壤,因为不掌握科学的饮食知识,就不知道如何吃才能远离糖尿病。例如,有些人认为多吃鸡鸭鱼肉才能身体好,这种吃法的错误之处是在摄入蛋白质的同时,吃进去的油脂过多,使人发胖。还有一些人,吃了大半辈子却吃得并不正确,吃得太好、吃得过饱、主副食搭配的不合理,造成营养过剩,招来了糖尿病。

饮食调养是调治糖尿病的重要方法,也是控制糖尿病的"五驾马车"之一,不论得的是哪种类型的糖尿病,也不论病情轻重或有无并发症,或是否在使用药物治疗,都应该严重控制饮食,做到进餐定时定量,合理搭配膳食结构,保持理想体重,这样才能帮助血糖和血脂控制达标,减缓糖尿病并发症的发生与发展。

要合理进行糖尿病患饮食调养,首先应了解其原则,现将糖尿病患者的饮食调养原则简单介绍如下:

(1)根据中医辨证对症进食　　食物有寒热温凉之性和辛甘酸苦咸五味,其性能和作用是各不相同的,因此糖尿病患者在进行饮食调养时,必须以中医理论为指导,根据不同的病情特点,在辨证的基础上立法、配方、制膳,以满足所需的食疗、食补及营养的不同要求,做到合理搭配,对症进食,切勿盲目乱用。

(2)纠正不合理的膳食结构　　膳食是影响血糖的重要因素,长期的不合理膳食结构会诱发或加重糖尿病。因此,纠正不合理的膳食结构在糖尿病的防治中占有十分重要的地位。在糖尿病的饮食调理中,应注意合理节制饮食,摄取必需的最低热能,在适宜的总热能范围内要调节好糖类(碳水化合物)、蛋白质、脂肪3大营养素,以及维生素和矿物质的平衡,每日饮食中3大营养素所占全日总热能的比例通常为蛋白质15%,脂肪20%～25%,糖类60%～70%。为了正确执行饮食治疗,糖尿病患者在食品的选择上要注意多吃低糖、低脂肪、高蛋白、高纤维素的食物及补充足够的水分,少吃盐,减少胆固醇和饱和脂肪酸的摄入。

（3）做到饮食有度防止偏食　　美味佳肴固然于身体有益,但不一定就等于无害。饮食虽然可以调养疾病,但若食之过量,甚至偏食,则会导致阴阳失调、脏腑功能紊乱,而诱发新的病证。因此,饮食要有节制,不能一见所喜,就啖饮无度。同时食疗也要讲究疗程,不宜长时间单纯食用某一种或某一类食物,要防止在食疗过程中偏食。

（4）注意配合其他治疗方法　　饮食调养既不同于单纯的食物,也不同于治病的药物,故在应用过程中需要根据病情全面考虑。一般来讲,饮食调养的作用较弱,只能作为一种辅助调治手段,应注意与药物治疗、运动锻炼、情志调节等其他治疗调养方法配合应用,驾驭好"五驾马车",以发挥综合治疗的效能,提高临床疗效。

从上可知,糖尿病患者单纯控制饮食量和不吃含糖量高的食物是片面的,饮食调养和限制饮食不同,糖尿病患者进行饮食调养的目的是既要保证获得全面的营养,同时又要保证吃进去的食品产生的总热量不超过标准,并且所进食的食物还有助于降低和稳定血糖,预防和减少并发症的发生。为了达到上述目的,糖尿病患者的饮食调养应包括控制热能、合理配餐、少量多餐、高纤维饮食、清淡饮食以及选用药膳几个方面。

（1）控制热能　　控制总热能是糖尿病饮食治疗的主要内容。食物产生的能称热能,也叫热量,每天吃进去的食物产生热能的总和就是总热能,人如果不从食物中获取热能,就不能维持正常的生命活动,但是获取的热能过多,超过人维持生命活动所需的热能,用不了的热能就会使脂肪的生成过多,人的体重就会增加,带来一系列的问题,例如增加患糖尿病的险或使糖尿病病情加重等,所以要对每天吃进去的食物所能产生的总热能进行控制。进行总热能控制时,对主食、副食、零食、食用油的摄入都要进行控制,但是也要合理控制,即要根据个人的营养需求不多吃,但也不能过分控制。

（2）合理配餐　　在控制总热能的同时,还应注意对吃进去的食物成分加以控制,做到合理配餐,即糖类、蛋白质和脂肪类食物要搭配合理,不要吃太多的动物性食品,要以粮食为主。

（3）少量多餐　　糖尿病患者的饮食治疗还应做到少量多餐,一天不少于三餐,一餐不多于100克。也就是说每天可吃五餐、六餐,每餐少吃些,而不要只吃一餐、两餐,每餐却吃得很多。因为一餐吃得特别多,餐后血糖特别容易高,而且多吃几餐,也不容易发生强烈的饥饿感。掌握早餐吃好,中餐吃饱,晚餐吃少的"黄金分割段"原则,治疗调养糖尿病是十分有益的。

（4）高纤维饮食　　要注意多吃高纤维素饮食,比如多吃粗粮、蔬菜,如果血糖控制较好的话,可选择适当吃一些水果。

（5）清淡饮食　　"清"就是少油的意思,"淡"就是不甜不咸的意思,甜了血糖容易升高,咸了血压容易升高,对治疗调养糖尿病都不利,所以糖尿病患者饮食宜清淡。

（6）选用药膳　　选用药膳调治疾病是中医的一大特色,根据中医辨证论治的理论选用适宜的药膳进行饮食调养,对控制糖尿病将是十分有益的。

需要注意的是,糖尿病患者在饮食控制时,尤其是在饮食控制的开始阶段,经常会感到饥饿,出现这种情况应当怎么办呢?

糖尿病患者在饮食控制时如果感到饥饿,总的原则是要正确看待饮食控制而出现的饥饿感,坚持饮食调养不动摇,并能正确采取一些适当的措施以在一定程度上减少饥饿感。如果饥饿感轻微、不是低血糖反应的话,主要还是进一步加强自我管理,千万不要因为饥饿而增加饭量,或者干脆完全放弃饮食控制。如果饥饿较重的话,可以适当增加充饥副食,主要是选用低热能、高容积、含糖量4%以下的蔬菜,如紫菜苔、油菜、苦瓜、冬瓜、黄瓜、小白菜、大白菜、小红萝卜等,肾功能正常者可适当增加豆腐等豆制品。含糖量在4%～10%的蔬菜、水果也可适当食用,常食的有扁豆、白萝、草莓、柠檬、樱桃等。应控制食用含糖量超过10%的蔬菜,如马铃薯、芋头、青豆、蚕豆、香菇等,应按食入数量及其含糖量适当减少主食的摄入。

将含糖量高的蔬菜洗净切碎后,放入适量的水中煮 15 分钟,将煮菜用水倒去,然后加水再煮,这样重复 3 次,使菜中的糖类溶于水中而被弃去,再加适量植物油、食盐等调味品烧、煮蔬菜,可供充饥食用。此外肉汤或其他汤类冷却凝固后,去掉上面的一层油皮,再烧,再冷却后,再去掉上层油皮,亦可供糖尿病患者防饥饿食用。

十七、怎样根据总热能控制的要求安排好膳食?

咨询:我是糖尿病患者,我知道糖尿病患者的饮食调养必须控制饮食量以限制总热能,但具体饮食量以多少为合适,如何安排好自己的日常膳食,我并不太清楚,问了几个糖尿病病友,也都讲不明白,我想让您给我讲一讲**怎样根据总热能控制的要求安排好膳食?**

解答:总热能控制是糖尿病患者饮食调养中最重要的一个环节,饮食调养的第一个内容就是总热能控制,所以一定要按照总热能的控制要求安排自己的膳食。总起来讲,总热能控制的目的就是要控制体重,因为目前实际测量出的体重不一定是理想的,即便是理想的,也要通过有目的的饮食调整,保持理想的体重。

在进行总热能控制时,不但要知道自己的理想体重应该是多少,还要将自己实际测量体重与理想体重比较,判断自己是否属于肥胖或消瘦,同时要知道自己的劳动强度有多大,根据理想体重和劳动强度去计算自己每日需将总热能控制在什么水平,再以上述判断为基础根据各种食物可以产生的热能计算出自己每日可以吃的各种食物的量,或者利用医学专家提供的总热能食谱安排各种食物的量,这样就可以做到控制总热能了。具体步骤如下:

(1)简单估算自己的理想体重　　理想体重的计算方法是:理想体重(千克)= 身高(厘米)- 105。例如刘某身高 175 厘米,其理想体重为 175 - 105 =

70 千克。

（2）根据理想体重判断自己是否肥胖或消瘦　　先将自己的实际测量体重与理想体重做比较，即计算实际测量体重与理想体重的差值与理想体重的比值。医学上规定，实际测量体重比理想体重高 20% 的话即为肥胖，而实际测量体重比理想体重低 20% 的话，即为消瘦。仍以上面提到的身高 175 厘米的刘某为例，其实际测量体重为 88 千克，理想体重为 70 千克，$(88 - 70) \div 70 = 25.7\%$，其实际测量体重超过理想体重 25.7%，故属于肥胖。

（3）确定自己的劳动强度有多大　　劳动强度可分为卧床、轻体力、中体力和重体力。办公室工作和干家务属轻体力劳动强度，建筑工地工人的劳动和农田中的劳动属重体力劳动强度，体力支出在轻体力劳动和重体力劳动之间的属中体力劳动强度，糖尿病患者可根据自己每天的活动情况对号入座。

（4）确定自己每日需将总热能控制在什么水平　　根据自己的体重和劳动强度，按下表就可以确定自己每日需将总热能控制在什么水平了。表 2 所表示的就是不同劳动强度下正常人、肥胖者和消瘦者每日需要的总热量，单位是千焦/千克体重。

表 2　每日所需总热量表（单位：千焦/千克体重）

	卧　　床	轻体力劳动	中体力劳动	重体力劳动
消瘦	87.9 ~ 104.6	146.4	167.4	167.4 ~ 188.3
正常	62.8 ~ 87.9	125.5	146.4	167.4
肥胖	62.8	87.9 ~ 104.6	125.5	146.4

例如如果上面所说的刘某从事的是中等体力工作，因其属于肥胖体型，故查表其每日总热量应控制在 125.5 千焦/千克体重，其理想体重应为 70 千克，故他每日总热能应控制在 8785 千焦，计算过程为 $125.5 \times 70 = 8785$ 千焦。

（5）确定每日可以吃的各种食物的量　　根据自己每日可以接受的总热能数值，找到自己可以接受的总热能数值最接近的食谱，按照该食谱安排自己每天各种食物的量,即是根据总热能控制的要求安排的膳食。只要按照上述步骤耐心计算,你就可以科学地控制好自己每日饮食所产生的总热能了。

十八、为什么糖尿病患者宜多吃高纤维素食物?

咨询:我今年 50 岁,体型偏瘦,前天查出患有 2 型糖尿病,本想多吃一些有营养的食物补养补养,可医生就是不让,反而要求我注意控制饮食,适当多吃一些含高纤维素的食物,我很疑惑,问了几个病友也说不清楚,请问**为什么糖尿病患者宜多吃高纤维素食物?**

解答:近年来随着人们生活水平的不断提高,饮食结构发生了较大的变化,由于过多地摄入肉类、细粮等高脂肪、高蛋白、高热能食品,导致高脂血症、高血压病、动脉粥样硬化、糖尿病、冠心病等疾病的发病率明显增加,富含膳食纤维的食物以独特的清肠利胃、降脂降压、防治糖尿病等保健祛病功能逐渐被人们所认识,现今已经成为糖尿病、高血压病、高脂血症等慢性病患者青睐的保健食品,所以糖尿病患者宜多食富含膳食纤维的食物。

纤维素为何有这么大的神通呢? 据分析,植物纤维素是一种多糖类,是由 1800~3000 个葡萄糖分子组成,由于人类的消化液中缺乏催化这种纤维素分解的酶,所以它不易被人体消化吸收。正因为如此,人们在吃含纤维素多的食品时,首先需经较长时间的咀嚼而促进唾液的分泌,有利于食物的消化分解;其次是纤维素可增加饱腹感,起到较好的节食减肥作用,这对治疗调养糖尿病十分有利;再者就是可推动粪便和肠内积物蠕动,增加肠液以祛积通便,清洁肠道,促进脂质代谢,从而起到降脂降压、改善血糖代谢等作用。同时高纤维素食物有助于肠内大肠杆菌合成多种维生素,高纤维素食物还可通过延缓胃排空、改变肠转运时间、可溶性纤维在肠内形成凝胶等作用而使糖类的吸收减慢,亦可通过减少肠激素如抑胃肽或胰升糖素分泌,减少对胰岛 B 细胞的刺激,减少胰岛素释放与增高周围胰岛素受体的敏感性,使葡萄糖代谢加强。近年来的研究还表明,高纤维素食物使 1 型糖尿病患者单核细胞上胰岛素受体结合增加,从而节省胰岛素的需要量。

保持大便通畅,便肠道"常清",有利于机体废物的排泄,对身体健康十分有利。糖尿病患者常伴有便秘,保持大便通畅也是调治糖尿病的重要一环。据现代医学试验,一组吃富含纤维素食物的中老年人,可保持每日大便 1 次,而另一组吃精细食物的中老年人,则 3 ~ 5 日大便 1 次,这一试验充分显示了纤维素的保持大便通畅、防病保健作用。然而,肠中怎样才能"常清"呢? 纤维素在这里面就起着举足轻重的作用。这就是人们之所以说"纤维素是生命的绿洲"、"纤维素是肠道的清洁工"的道理所在。

由上可以看出,糖尿病患者确实宜多吃高纤维素食物。糖尿病患者多吃高纤维素食物,不仅可改善高血糖,减少胰岛素和口服降糖药物的应用剂量,并且有利于减肥,还可防治便秘等。那么怎样才能摄入较多的膳食纤维呢? 首先是要选择含膳食纤维较多的食物,如芹菜、白菜、青菜、萝卜、丝瓜、番茄、青笋、豆芽、香椿和带壳果品以及主食中的各种粗杂粮等。同时要做到多吃带麸的面粉、面包和糙米及带壳类的作物,蔬菜尽量带叶、皮、茎、根,吃瓜果类也要尽量带皮,食柑橘类还要带内皮、皮上的白膜,食花生、核桃带壳果品要带内衣等。

十九、糖尿病患者对饮食调养的误解主要表现在哪几个方面?

咨询:我是一个糖尿病患者,和很多糖尿病患者一样都知道要控制饮食,我觉得控制饮食肯定是吃得越少越好,但医生说这是对饮食调养的误解之一,是不是糖尿病患者对饮食调养有很多误解? 请您告诉我**糖尿病患者对饮食调养的误解主要表现在哪几个方面?**

解答:饮食调养是治疗调养糖尿病的重要手段,糖尿病患者只有采取正确的饮食调养方法,才能有助于降低和稳定血糖,预防和减少并发症的发生。然而,有一部分糖尿病患者对饮食调养存在误解,致使饮食调养方法失当,影响了糖

尿病的治疗。糖尿病患者对饮食调养的误解有多种,归纳起来主要表现在以下几个方面:

(1)主食吃得越少越好 很多糖尿病患者认为糖尿病饮食调养就是减少饮食量,尤其是主食量,主食是吃得越少越好,其实这种想法是错误的。主食是机体能量和各种营养素的来源,主食吃得过少,机体缺乏足够的能量和营养素,不仅不利于糖尿病的治疗,还容易引发诸多并发症。糖尿病患者应根据自己的具体情况,按照饮食调养的原则和要求,做到主副食搭配,合理饮食,并不是主食吃得越少越好。

(2)应该少吃粮多吃肉 有一部分糖尿病患者为了少吃主食而又不饿肚子,便想出了多吃肉类、花生等油类食品的办法,其实这种少吃粮多吃肉的饮食调理方法也是不正确的。医学界曾经提倡过低糖、高脂肪、高蛋白膳食的糖尿病饮食调养方案,随着胰岛素的问世和研究的深入,现在的糖尿病饮食方案已改为以粮为主,高蛋白质、低脂肪、高纤维素。糖尿病患者多伴有脂肪代谢紊乱,所以必须注意低脂饮食,吃肉过多,不仅影响脂肪代谢,还容易使能量过剩,对血糖的控制十分不利。

(3)用胰岛素可增饮食 对胰岛素依赖型糖尿病患者和营养不良的糖尿病患者来说,应用胰岛素控制血糖后,可酌情增加饮食以改善患者的发育和代谢,但大部分需要使用胰岛素治疗的2型糖尿病患者则不应在用胰岛素改善血糖指标后就以为自己可以多吃一点了。胰岛素用量是需要随着饮食量的增加而增加的,进食增多后患者体重必然会不断增加,而肥胖恰恰是患者产生胰岛素抵抗的重要原因,从而给治疗带来困难,所以任何条件下对饮食调养都不能放松,用了胰岛素可增饮食的观点是错误的。

(4)水果含糖高不可吃 有些糖尿病患者认为水果含糖高,不可吃,其实这种观点也是不全面的。水果中含有丰富的维生素、矿物质等营养素和纤维素,对糖尿病患者是有益的。水果中所含的糖类主要是葡萄糖、果糖和蔗糖,果糖在代谢时不需要胰岛素参与,所以糖尿病患者在血糖已获控制后并非一概禁食水果,在严格限制总热能的前提下,在医生的指导下适当吃一些水果是有益处的,当然在血糖未控制时暂不宜进食水果。

(5)少吃或不吃早餐　在糖尿病患者中,有些患者早餐后 2 小时检查血糖经常偏高,从此干脆少吃或不吃早餐,误以为这样可以避免上午血糖增高,而且认为少吃一餐还可以减肥,其实这种观点是非常错误的。虽然不吃或少吃早餐可以在一定程度上抑制早餐后血糖偏高,但如果长期不吃早餐,在服用磺脲类降糖药物或注射胰岛素的糖尿病患者非常容易发生危及生命的低血糖反应(尤其上午 10 时左右),低血糖反应之后又可能会在吃午餐后发生高血糖反应,而且会影响人一天的胰岛素调节,使血糖完全失控。而且不吃早餐其他两餐吃得更多,反而使餐后血糖升高程度更高,同时会增加胰腺的负担,不利于其功能恢复。这好比一匹病马,它拉不动满车,可以让它拉半车,多跑几次(少量多餐),但万万不可以让它少跑一次却增加每次拉车的重量(不吃早餐,中、晚餐多吃),这样病马会累得一病不起了。

二十、什么是食品交换份法？怎样使用食品交换份？

咨询:我是糖尿病患者,平时十分重视饮食调养,前天听一病友说在糖尿病的饮食调养中有食品交换份法,通过食物交换份不仅可控制总热能,还可使膳食多样化,我还是第一次听说,想进一步了解一下,请您告诉我**什么是食品交换份法？怎样使用食品交换份？**

解答:食品交换份法是北京协和医院糖尿病组根据我国居民的饮食习惯、人的营养需求建立的一种科学安排膳食的方法。使用食品交换份法安排膳食可以使糖尿病人既能保证总热能控制,又能使其膳食多样化,避免因饮食控制造成的膳食单调。

食品交换份法提出了食品"份"的概念,例如 25 克大米、50 克鸡肉、500 克白菜分别为 1 份。因为按照合理配餐的原则,人每天需要吃各类食物,所以食品交换份法将食物分成若干类,并规定了不同总热能需求的人每日应该食入各类食品的总份数和各类食品的具体份数。比如一个每日总热能应控制在 6694.4 千焦的人,每日食入各类食品的总份数应该为 18 份,其中谷类 9 份,蔬菜类 1 份,肉类 3 份,奶类 1.5 份,水果类 1 份,油脂类 2.5 份。

按照食品交换份法,同类食品可以按照份数相等的原则进行交换,这种交换叫作食物的等值交换。例如 25 克大米和 100 克马铃薯都为 1 份,所以在确定谷类(粮食类)食品时 25 克大米和 100 克马铃薯就可以互相交换,也就是说可以吃 25 克大米或者吃 100 克马铃薯。但是应当注意不同类食物之间不可互换,例如 25 克大米是不可以和 500 克白菜互相交换的。

食品交换份给我们提供了 376.6 千焦热能的各种食物的重量,让我们在日常生活中自由调换,这样既可使饮食种类丰富多彩,又不至于使热能摄入过多或过少。食品交换份将食物按其所含营养成分的比例分为 6 类,各类食物可提供同等热能(376.6 千焦)的重量,以便交换使用,包括以下几种食品:

(1)1 份主食　　包括大米、面粉、小米、高粱、玉米、燕麦、荞麦、各种干豆及干粉条等各 25 克,豆腐类食品 100 克。

(2)1 份新鲜蔬菜　　各种绿色蔬菜、茄子、西红柿、菜花、黄瓜、丝瓜、苦瓜、冬瓜 500 克,扁豆、洋葱、胡萝卜等 200 ~ 250 克,毛豆和各种根茎类蔬菜 100 克。

(3)1 份新鲜水果　　各种水果约 200 克,西瓜 500 克。

(4)1 份生肉或鲜蛋类　　各种畜肉 25 ~ 50 克,禽肉约 70 克,鱼虾类 80 ~ 120 克,鸡(鸭)蛋 1 个或鹌鹑蛋 6 个。

(5)1 份油脂类　　约 10 克。

(6)1 份坚果类　　15 克花生或核桃仁,25 克葵花子、南瓜子,40 克西瓜子。

食物交换份法,具体请参考附录 177 页《食物交换份法等值交换表》。

二十一、肥胖型糖尿病患者如何通过控制饮食减肥?

咨询:我今年 46 岁,身高 1.65 米,体重 80 千克,属典型的肥胖症,几年前先是发现糖耐量减低,不到半年就被戴上了糖尿病的"帽子",这些年来我除了坚持服药治疗外,还采用了很多方法减肥,可效果一直不佳,请问**肥胖型糖尿病患者如何通过控制饮食减肥?**

解答:您重视减肥的想法是正确的,像您这样的糖尿病患者,在药物治疗的同时,必须加强运动锻炼,严格控制饮食,重视减肥,驾驭好控制糖尿病的"五驾马车"。

减轻体重是治疗肥胖型糖尿病患者的首要措施,除运动锻炼外,控制饮食是减轻体重的一项重要内容,体重减轻了,血糖就容易控制,病情就可以得到改善。那么肥胖型糖尿病患者如何通过控制饮食减肥呢? 主要有以下几点:

(1)在病情稳定的情况下,应严格限制每日的热能供应,使之低于消耗量,但体重降低不宜过快、过猛。膳食中通过适当限制主食的量,限用高糖、高脂肪、高热能饮食来降低每日热能的供应。在保证机体蛋白质及各种营养素基本需要的基础上,必须减少"收入",增加"支出",即要使热能摄入与消耗平衡之间产生负平衡,促使体重下降,最终达到标准体重。

(2)在控制热能的同时,要保证患者的营养需要。蛋白质进食量不要过低,按每千克理想体重 1 克左右供给,尽量选用精瘦肉、蛋、奶、豆制品等。蛋白质食品一能充饥,二能促进体内热能消耗,三能减少人体组织分解。

(3)用餐忌肥肉、油炸食物、花生、核桃等油脂多的食品,菜肴以蒸、煮、拌等少油制法为佳。由于饮食量的减少可能引起矿物质、维生素的不足,因此除多选食蔬菜外,可适当进食些去脂牛奶、豆浆等,以补充钙和维生素,必要时可酌情补充钙和维生素制剂。

（4）在采用低热能饮食的同时,运动量不宜减少,且要适当增加以提高热能消耗及促进体内脂肪的分解,以达减轻体重的目的。

二十二、适宜于糖尿病患者服食的粥类食疗方有哪些?

咨询:我今年49岁,1年前查出患有2型糖尿病,在控制饮食、加强运动锻炼的同时,一直服用二甲双胍治疗,血糖控制的比较满意,听一病友说经常喝些食疗粥对控制糖尿病大有帮助,正好我喜欢喝粥,请您告诉我**适宜于糖尿病患者服食的粥类食疗方有哪些?**

解答:喜欢喝粥是个好习惯,适宜于糖尿病患者服食的粥类食疗方有很多,下面给介绍几种常用的,供大家参考选用。

（1）山药粥

原料:新鲜山药500克。

制作:先将山药去须根及皮洗净,切成黄豆大小的方丁,放入锅中,加入清水适量,武火煮沸后,改用文火煮至成稠粥糊即可。

用法:每日1剂,分早、中、晚3次温热服食。

功效:健脾固肾,降低血糖。

适应证:糖尿病。

（2）冬瓜粟米粥

原料:新鲜连皮冬瓜250克,粟米100克。

制作:先将冬瓜洗净,将冬瓜皮切成粗粒,放入纱布袋中,扎口备用。把冬瓜肉切成1厘米见方的小块备用。将粟米淘洗干净,放入锅中,加入清水适量,武火煮沸后,放入装有冬瓜皮的纱布袋及冬瓜块,改用文火煮粥,煮大约15分钟时捞出纱布袋,继续煮至米熟粥成即可。

用法:每日1剂,分早、晚温热服食。

功效:清热除烦,生津止渴,降低血糖。

适应证:糖尿病,对中老年燥热伤肺型糖尿病伴有肥胖症、高脂血症者尤为适宜。

(3)南瓜莜麦粥

原料:南瓜 200 克,莜麦片 100 克。

制作:将南瓜洗净,剖开去子,切成 1 厘米见方的小块,放入锅中,加入清水适量,武火煮沸后,改用文火慢煮,至南瓜半熟时,撒入莜麦片,搅拌均匀,再以文火煮沸,继续煨煮片刻即可。

用法:每日 2 次,分早晚温热服食,应注意严格限制并减少早、晚餐主食摄入量。

功效:补虚健脾,止渴降糖,降低血脂。

适应证:糖尿病。

(4)赤豆山药粥

原料:赤小豆 50 克,鲜山药 150 克。

制作:将赤小豆淘洗干净,鲜山药洗净,去皮后切成黄豆大小的丁备用。将赤小豆放入锅中,加入清水适量,武火煮沸后,改用文火煮粥,待赤小豆八成熟时,调入加入山药丁搅匀,继续煮至赤小豆熟烂粥成即可。

用法:每日 2 次,分早、晚温热服食。

功效:健脾利水,益肺固精,止渴降糖。

适应证:糖尿病。

(5)麦麸花粉粥

原料:麦麸 50 克,天花粉 10 克,红枣 6 枚,粟米 100 克。

制作:先将天花粉、红枣淘洗干净,红枣去核,天花粉切片,晒干或烘干后共研成细末,与麦麸充分拌和均匀备用。将粟米淘洗干净,放入锅中,加入清水适量,武火煮沸后改用文火煨煮成稀粥,待米熟粥将成时,调入麦麸、天花粉及红枣末,拌和均匀,继续煨煮片刻即可。

用法:每日 2 次,分早、晚温热服食。

功效:补虚健脾,止渴解毒,降低血糖。

适应证:糖尿病。

(6)海带粟米粥

原料:海带 50 克,陈粟米 100 克,食盐、味精各适量。

制作:先将海带用温水泡发,洗净切碎,剁成末状,盛入碗中备用。将陈粟米淘洗干净,放入锅中,加入清水适量,武火煮沸后改用文火煮粥,待米熟粥将成时,调入海带末搅匀,再稍煮片刻,加食盐、味精调味即可。

用法:每日 2 次,分早、晚温热服食。

功效:清热解毒,补虚止渴,降低血糖。

适应证:糖尿病。

(7)丝瓜虾皮粥

原料:丝瓜 500 克,虾皮 15 克,粟米 100 克,葱花、生姜末、食盐、味精、黄酒各适量。

制作:先将丝瓜削去薄层外皮,洗净后切成小块状备用。把粟米淘洗干净,放入锅中,加入清水适量,武火煮沸后改用文火煮粥,待米熟粥将成时,放入丝瓜块及虾皮,再加葱花、生姜末、食盐、味精,烹入黄酒,搅匀,继续煮至米熟粥成即可。

用法:每日 1 剂,分早、晚随餐温热服食。

功效:清热化痰,生津除烦,止渴降糖。

适应证:糖尿病。

(8)南瓜麦麸粟米粥

原料:青嫩南瓜 250 克,麦麸 50 克,粟米 60 克。

制作:先将南瓜洗净切成小方块,放入锅中,加入清水适量,武火煮沸后改用文火慢煮,至南瓜六成熟时,调入淘洗干净的粟米,待粟米熟烂,粥将成时,加入麦麸搅匀,继续稍煮片刻即可。

用法:每日 1 剂,分早、晚温热服食。

功效:滋阴补肾,健脾止渴,降低血糖。

适应证:糖尿病,对合并有高血压病、高脂血症、肥胖症者尤为适宜。

(9)柚皮薏苡粟米粥

原料:鲜柚皮 1 个,薏苡仁 30 克,粟米 60 克,葱花、生姜末、食盐、味精各适量。

制作:先将鲜柚皮去掉外面黄皮,剥下白内皮,切成黄豆样大小的柚皮丁,盛入碗中备用。把薏苡仁、粟米淘洗干净,一同放入锅中,加入清水适量,武火煮沸后调入柚皮丁,改用文火煮粥,待薏苡仁、粟米熟烂粥成时,调入葱花、生姜末、食盐、味精搅匀,再稍煮即可。

用法:每日 2 次,分早、晚温热服食。

功效:清热解毒,生津止渴,补虚降糖。

适应证:糖尿病。

(10)玉米须山药粟米粥

原料:玉米须、粟各 50 克,山药 100 克。

制作:先将玉米须淘洗干净,晒干或烘干,研成细末备用。将山药洗净,连皮切成黄豆大小的丁,与淘洗干净的粟米一同放入锅中,加入清水适量,武火煮沸后改用文火煮粥,待米熟粥将成时,调入玉米须末搅匀,再稍煮片刻即可。

用法:每日 2 次,分早、晚温热服食。

功效:清热解毒,滋阴降糖。

适应证:糖尿病。

二十三、适宜于糖尿病患者服食的汤羹类食疗方有哪些?

咨询:我平时喜欢喝些汤或羹,但自从查出患有糖尿病后,医生要求我注意控制饮食,我就很少再喝,因为担心会对血糖有影响,现在很是嘴馋,听说有些汤羹含糖量不高,具有食疗作用,糖尿病患者可以食用,请问**适宜于糖尿病患者服食的汤羹类食疗方有哪些?**

解答:确实也有些汤羹,其含糖不高,且具有一定的食疗作用,糖尿病患者可以食用,下面介绍一些,供大家选用。

(1)蚌肉苦瓜汤

原料:蚌肉 100 克,苦瓜 250 克,生姜末、十三香、食盐各适量。

制作:先将蚌肉洗净切碎,苦瓜洗净、去籽,切成细丝,之后一同放入锅中,加入清水适量,武火煮沸后,改用文火继续煮至肉熟汤成,加入生姜末、十三香、食盐,再稍煮即可。

用法:每日 1 次,食蚌肉、苦瓜,并饮汤。

功效:清热解毒,除烦止渴,降低血糖。

适应证:糖尿病,对出现阴虚热盛、烦渴引饮症状者尤为适宜。

(2)紫菜黄瓜汤

原料:水发紫菜 250 克,黄瓜 100 克,食盐、味精、酱油、麻油、生姜末、素汤各适量。

制作:将水发紫菜洗净,黄瓜洗净后切成片备用。锅中放入素汤,烧沸后放入食盐、酱油、生姜末、黄瓜片,武火煮沸后,加入水发紫菜及味精,淋上麻油,再稍煮即成。

用法:每日 1～2 次,食黄瓜、紫菜,并饮汤。

功效:清热除烦,降低血糖。

适应证:糖尿病。

(3)海米冬瓜汤

原料:水发海米 50 克,冬瓜 300 克,鲜汤 300 毫升,葱花、生姜丝、食盐、味精、麻油各适量。

制作:先将冬瓜去皮、瓤洗净,切成长 5 厘米、宽 2 厘米的长方片备用。炒锅上旺火,加入鲜汤,煮沸后放入冬瓜片、海米、食盐,继续煮 10 分钟左右,待冬瓜片熟透,加入葱花、生姜丝、味精,淋上麻油即成。

用法:每日 1 次,佐餐食海米、冬瓜,并饮汤。

功效:清热解毒,益肾强精。

适应证:糖尿病。

(4)白萝卜海带汤

原料:白萝卜 250 克,海带 20 克,蒲黄 10 克,食盐、味精、十三香、大蒜泥、麻油各适量。

制作:将海带用水泡发 12 小时,除掉杂质用水冲洗干净,切成菱形小片;白萝卜洗净,削去外皮及叶盖、须根,切成萝卜条。之后把萝卜条、海带片一同放入锅中,加入清水适量,武火煮沸后,放入用纱布包裹的蒲黄,改用文火再煮半小时,取出纱布包,加食盐、味精、十三香、大蒜泥搅拌调和,淋上麻油即成。

用法:每日 1 次,随量食菜饮汤。

功效:清热解毒,利湿和中,降脂降糖。

适应证:糖尿病,对伴有高脂血症者尤为适宜。

(5)玉米须豆腐汤

原料:玉米须 100 克,豆腐 300 克,水发香菇 50 克,葱段、生姜末、食盐、味精各适量。

制作:先将玉米须水煎取汁,再把玉米须汁与豆腐、香菇一同放入锅中,加适量清水和葱段、生姜末、食盐、味精等调料,煮汤即可。

用法:每日 1 次,随量食菜饮汤。

功效:化湿利水,降脂降糖。

适应证:高脂血症,糖尿病。

（6）扁豆花粉山药羹

原料：白扁豆 30 克，天花粉 10 克，鲜山药 60 克。

制作：将白扁豆淘洗干净，晒干炒熟，研成细粉；天花粉洗净晒干，研成细粉备用。把鲜山药去皮洗净，切成如黄豆大小的小块状，放入锅中，加入清水适量，调入白扁豆粉、天花粉，武火煮沸后，改用文火继续煮 30 分钟左右，至成黏稠糊状即成。

用法：每日 1～2 次，分早晚食用。

功效：清热解毒，生津止渴，补虚降糖。

适应证：糖尿病。

（7）黄精玉竹猪胰汤

原料：黄精 25 克，玉竹 30 克，猪胰 1 具，酱油、食盐、十三香各适量。

制作：先将猪胰刮去油膜洗净，切成块状，之后与黄精、玉竹一同放入锅中，加入清水适量，武火煮沸后，改用文火再煮 1 小时左右，放入酱油、食盐、十三香调味即成。

用法：每日 1 次，食猪胰并饮汤。

功效：补肾润肺，益气滋阴，除烦止渴。

适应证：糖尿病，对出现口渴多饮、身困乏力症状者较为适宜。

（8）黑芝麻薏苡仁羹

原料：黑芝麻、薏苡仁各 50 克，枸杞子 20 克。

制作：先将黑芝麻去杂淘洗干净，晒干后放入锅中，用文火炒熟出香，趁热研成细末备用。把薏苡仁、枸杞子分别洗净，一同放入锅中，加入清水适量，武火煮沸后，改用文火煮 1 小时左右，待煮至薏苡仁酥烂呈黏稠状时，调入黑芝麻末，搅拌均匀即成。

用法：每日 1～2 次，分早晚食用。

功效：补虚润燥，生津明目，降脂降糖。

适应证:糖尿病,高脂血症,冠心病。

(9)海带薏仁冬瓜汤

原料:海带30克,生薏苡仁15克,连皮冬瓜150克。

制作:将水发海带洗净切丝,生薏苡仁淘洗干净,冬瓜洗净切成小块状。之后把海带丝、生薏苡仁、冬瓜块一同放入锅中,加入清水适量,共煮成汤。

用法:每日1次,吃海带、冬瓜,并喝汤。

功效:清热化痰,健脾利水,降低血糖。

适应证:糖尿病。

(10)荸荠海带玉米须汤

原料:荸荠10个,海带、玉米须各30克。

制作:将荸荠洗净,去皮、切片,海带水发切丝,之后与玉米须一同放入锅中,加入清水适量,水煎成汤。

用法:每日1~2次,食荸荠、海带,并饮汤。

功效:清热化痰利湿,降脂降糖降压。

适应证:高脂血症,高血压病,糖尿病。

二十四、适宜于糖尿病患者服食的菜肴类食疗方有哪些?

咨询:我患糖尿病已多年,自从患病以后,每次就诊医生都交代要注意控制饮食,我是主食一点不敢多吃,副食的种类也大受限制,前天看到报纸上有一位专家介绍调养糖尿病的食疗方,我想进一步了解一下,请问**适宜于糖尿病患者服食的菜肴类食疗方有哪些?**

解答:控制饮食是必要的,但也不能因噎废食,只要选择合适的饮食,并注意控制其量,完全能够在稳定血糖的前提下吃好,下面给您介绍一些适宜于糖尿病患者服食的菜肴类食疗方:

（1）凉拌苦瓜

原料：新鲜苦瓜 2 根（约 250 克），葱花、生姜丝、食盐、白糖、酱油、味精、香油各适量。

制作：将苦瓜洗净，去籽，用开水浸泡 3 分钟，切成细丝，拌入葱花、生姜丝，再加入食盐、白糖、酱油、味精、香油调味即成。

用法：佐餐食用。

功效：清肝火，生津液，降血糖。

适应证：糖尿病。

（2）蘑菇炒冬瓜

原料：冬瓜 500 克，鲜蘑菇 100 克，香菜段、食盐、植物油、味精、十三香、麻油各适量。

制作：将冬瓜洗净去皮，切成块状；鲜蘑菇洗净，撕成丝；炒锅上旺火，加入植物油，烧热后入冬瓜块，煸炒片刻，再放入蘑菇及食盐、十三香，继续炒至冬瓜熟透，入味精、香菜段及麻油，使其充分调和，出锅即可。

用法：每日 1～2 次，佐餐随意食用。

功效：化痰泄浊，利水降脂，清热润燥，降低血糖。

适应证：糖尿病。

（3）蕹菜炒肉丝

原料：蕹菜 500 克，猪瘦肉 100 克，鸡蛋清 30 毫升，食盐、黄酒、湿淀粉、植物油、葱花、生姜末、酱油、花椒油各适量。

制作：将蕹菜洗净，切成段，放入沸水中焯一下捞出，沥净水分备用；猪瘦肉洗净，切成细丝，放入碗中，放入少许食盐，并加黄酒、湿淀粉、鸡蛋清搅匀备用。炒锅上旺火，加入植物油，烧热后入猪肉丝滑散，捞出沥油。锅中留余油，放入葱花、生姜末煸香，再放入肉丝熘炒，烹入黄酒，加蕹菜段后，不断翻炒，加酱油及适量清汤，炒至肉丝熟烂，再加食盐、味精熘匀，用湿淀粉勾芡，淋上少许花椒油即成。

用法：每日 1～2 次，佐餐随意食用。

功效：清热解毒，补虚降糖。

适应证：糖尿病。

（4）素炒大白菜

原料：大白菜 250 克，植物油 10 克，酱油 25 克，生姜丝少许，食盐适量。

制作：将白菜洗净，切成段状，备用。炒锅上旺火，放入植物油，烧热后放入生姜丝稍炒，随即把切好的白菜放入锅中，用旺火快炒至半熟，放入酱油、食盐，再稍炒片刻至熟即可。

用法：每日 1～2 次，佐餐食用。

功效：解热除烦，养阴润燥，通利肠胃。

适应证：糖尿病，高血压病，肥胖症，习惯性便秘等。

（5）香油拌菠菜

原料：鲜菠菜 250 克，香油、食盐各适量。

制作：将鲜菠菜洗净，用开水烫 3 分钟，捞起之后拌入香油、食盐即可。

用法：每日 2 次，佐餐食用。

功效：清热润肺，健脾养血，生津止渴，降脂降糖。

适应证：高脂血症，冠心病，高血压病，糖尿病。

（6）香干炒葱头

原料：洋葱头 3 个（约 300 克），香干 3 块，食盐、植物油、酱油、味精各适量。

制作：将洋葱头洗净，剥去外皮，切去根头，用温水浸泡一下取出，切成丝，盛入碗中，加少许食盐揉搓，腌渍 10 分钟备用。把香干洗净，剖成片，切成细丝。炒锅上旺火，加入植物油，烧热后入洋葱丝，翻炒 2～3 分钟，再放入香干丝，加酱油、味精，熘炒片刻即成。

用法：每日 1～2 次，佐餐随意食用。

功效:健胃宽胸,生津止渴,行气降糖。

适应证:糖尿病。

(7)大蒜泥拌黄瓜

原料:紫皮大蒜头50克,青嫩黄瓜250克,食盐、味精、香醋、麻油各适量。

制作:将紫皮大蒜掰开,剥去外皮,洗净后放入温开水中浸泡10分钟,切碎剁成蒜泥备用。将黄瓜用温开水浸泡片刻,洗净,再用沸水烫后去两端,连皮剖开,切成片状,加少许精盐腌渍片刻,滤去多余的汁,放入大碗中,加食盐、味精、香醋、麻油拌匀,再调入大蒜泥,拌和均匀即成。

用法:每日1～2次,佐餐或作小菜随餐食用。

功效:清热利湿,解毒,降低血糖。

适应证:糖尿病。

(8)胡萝卜炒肉片

原料:胡萝卜250克,猪瘦肉100克,食盐、黄酒、葱花、生姜末、湿淀粉、植物油、清汤、酱油、味精各适量。

制作:将胡萝卜洗净,纵剖后切成薄片备用;猪瘦肉洗净,切成薄片,放入碗中,加食盐、黄酒、葱花、生姜末、湿淀粉拌和均匀备用。炒锅上旺火,加入植物油,烧热后倒入胡萝卜片,熘炒至八成熟,盛入碗内。锅中再加植物油,中火烧至六成热,将肉片倒入,翻炒至肉片将熟时炒少许清汤,熘炒,放入胡萝卜片,再翻炒3分钟,加盖焖7～8分钟,加酱油、味精、食盐,拌炒均匀即成。

用法:每日1～2次,佐餐随意食用。

功效:补中益气,润燥生津,降低血糖。

适应证:糖尿病。

(9)西瓜皮炒胰片

原料:西瓜皮150克,猪胰100克,植物油、葱花、生姜末、黄酒、食盐、味精、十三香各适量。

制作:将西瓜皮洗净,削去薄层外皮,切成细丝,用食盐少许腌渍30分钟,挤去渍水,放入碗中备用;把猪胰洗净,切成薄片备用。炒锅上旺火,加入植物油,烧热后入葱花、生姜末煸炒出香味,再加胰片熘炒,烹入黄酒,放入西瓜皮丝,旺火炒至胰片熟烂,加食盐、味精、十三香,再翻炒片刻即可。

用法:每日1~2次,佐餐随意食用。

功效:清热生津,补虚止渴。

适应证:糖尿病。

(10)凉拌香干海带丝

原料:泡发好的海带200克,香干100克,葱花、生姜末、食盐、味精、酱油、麻油各适量。

制作:将泡发好的海带洗净,入沸水锅中焯透,捞出切成3厘米长的细丝,码放在盘中待用。将香干洗净,入沸水锅中焯一下捞出,每块香干剖成3片,切成细丝,放在海带丝上,加葱花、生姜末、食盐、味精、酱油,拌和均匀,淋入麻油即成。

用法:每日1~2次,佐餐随意食用。

功效:清热除烦,生津止渴,降低血糖。

适应证:糖尿病。

二十五、适宜于糖尿病患者服食的主食类食疗方有哪些?

咨询:我体型较胖,1周前单位体检时发现血糖偏高,后来确诊患有糖尿病,我知道加强运动锻炼和控制饮食的重要性,听说有一些主食含糖不高,比较适合糖尿病患者食用,请您告诉我适宜于糖尿病患者服食的主食类食疗方有哪些?

解答:饮食调养是治疗控制糖尿病的"五驾马车"之一,任何时候饮食调养在糖尿病的控制上都起到决定性的作用。在饮食调养中,控制主食十分重要,但并不是说主食吃的越少越好,要在医生的指导下根据自己的具体情况灵活掌握,确实也有一些主食含糖不高,比较适合糖尿病患者食用,下面介绍一些适宜于糖尿病患者服食的主食类食疗方,供大家选用。

(1)山药面条

原料:山药粉1000克,荞麦面粉2000克,鸡蛋300克,大豆粉100克,麻油、葱花、食盐、味精、菠菜叶各适量。

制作:将山药粉、荞麦面粉、大豆粉一同放入容器中,再把打破搅匀的鸡蛋倒入容器中,加适量清水及食盐,和成面团,擀成薄面片,切成面条。每次取适量面条,下入沸水锅中,煮熟后放入麻油、食盐、葱花、菠菜叶、味精,再稍煮即成。

用法:每日1~2次,当主食随意食用。

功效:补脾助运,补虚益肾。

适应证:糖尿病。

(2)八味米饭

原料:菱角、芡实各20克,花生、核桃各30克,薏苡仁、绿豆各50克,紫糯米、粳米各100克。

制作:先用清水将菱角、芡实、花生、核桃、薏苡仁、绿豆、紫糯米分别淘洗干净,再用温水分别浸泡3~5小时,待膨胀后与淘洗干净的粳米一同放入蒸饭锅,加入清水适量,蒸至米熟水蒸发尽即可。

用法:当主食随意食用。

功效:补虚扶正,益胃滋肾,生津止渴。

适应证:糖尿病。

(3)扁豆火烧

原料:白扁豆粉、山药粉各50克,发酵面500克,葱末、食盐、植物油各适量。

制作:将葱末、食盐放入碗中,加入植物油拌匀稍腌片刻待用。把发酵面用扁豆粉、山药粉为面扑揉匀,并按扁擀成大面片,取拌好的葱末撒在面片上,再将面片由下向上卷成长卷,切成 10 个火烧剂子,捏住两头的外皮(包住葱末和精盐),并逐个稍旋拧,擀成圆薄饼。取平底锅上中火,加入植物油,烧热后放入圆薄饼,烙熟即可。

用法:当主食随意食用。

功效:补虚扶正,降脂降糖降压。

适应证:糖尿病,高血压病,高脂血症。

(4)粗粮面包

原料:山药粉、薏苡仁粉各 100 克,玉米面、燕麦面各 150 克,面粉 600 克,酵母粉 10 克,鸡蛋 2 只,乳酸奶 250 毫升,玉米香型香精、植物油、菊糖各适量。

制作:将乳酸奶倒入小盆中,加入鸡蛋液,用筷子搅匀,再加入酵母粉、菊糖、香精和植物油,搅成糊液备用。取面盆倒入面粉(约 500 克)、山药粉、薏苡仁粉、玉米面、燕麦面,加适量清水拌匀,倒入奶蛋糊,和成发酵面坯,放 1 小时左右发酵,面发酵后揉搓成 4 个(每个 250 克左右)椭圆长面包剂子,面包剂子表面刷上少许蛋液或植物油待用。把烤箱调在 180℃预热,用湿布隔热取出烤盘,刷上少许植物油,摆上面包剂子,烤 20 分钟左右取出,切成薄片码在盘中即可。

用法:当主食,分早、晚餐随意食用。

功效:补虚扶正,降脂降糖降压。

适应证:糖尿病,高血压病,高脂血症。

(5)麦麸鸡蛋饼

原料:麦麸 100 克,荞麦面 100 克,鸡蛋 1 只,麻油、葱花、生姜末、食盐各适量。

制作:将鸡蛋打破倒入碗中,搅成蛋液备用。把麦麸、荞麦面混合均匀,加适量清水,边搅拌边调入鸡蛋液,并加麻油、葱花、生姜末、食盐,和匀后或做成馅饼蒸熟,或放入平底油锅中煎成小圆饼即可。

用法:代替早、晚主食,当日吃完。

功效:滋阴补肾,清热降火,降低血糖。

适应证:糖尿病。

(6)山楂荞麦饼

原料:荞麦面 500 克,鲜生山楂 250 克,橘皮、青皮、乌梅各 6 克,砂仁 4 克,枳壳 5 克,白糖 100 克。

制作:将橘皮、青皮、砂仁、枳壳、乌梅一同放入砂锅中,水煎去渣取汁;山楂煮熟去核,研成泥。之后把药汁、白糖、荞麦面、山楂泥一同混合,充分揉和制成面团,做成小饼,放入平底锅中,煎熟即成。

用法:每日适量,当早点食用。

功效:理气活血,化瘀通络,补虚益肾。

适应证:糖尿病。

(7)韭菜荞麦面饼

原料:赤韭菜 150 克,荞麦面粉 250 克,小麦面粉 100 克,花生油、鸡蛋、食盐各适量。

制作:将荞麦面、小麦面一同放入盆中,加温水和鸡蛋调成糊状;韭菜洗净,切成细末,倒入面糊中,加入食盐搅拌均匀。煎锅上旺火,加入花生油,烧至油热时,倒入适量面糊,摊成薄饼,煎至两面微黄饼熟即可。

用法:当主食随意食用。

功效:补虚益肾,降脂降糖,宽中通便。

适应证:高脂血症,糖尿病,对伴有便秘者尤为适宜。

(8)山药茯苓煎饼

原料:山药粉、茯苓粉各 100 克,荞麦面 150 克,植物油适量。

制作:将山药粉、茯苓粉与荞麦面混匀,用水调成稠糊状备用。平底锅上旺火,加入植物油,烧热后每次取面糊适量,上锅摊成煎饼,煎熟即成。

用法:当主食,分早、晚餐食用。

功效:健脾利湿,补虚润燥。

适应证:糖尿病出现脘痞腹胀、肢软乏力,大便溏薄者。

(9)赤小豆粟米饭

原料:赤小豆、粟米各100克,粳米50克。

制作:将赤小豆、粟米、粳米分别淘洗干净,把赤小豆放入锅中,加入清水适量,煮至八成熟时捞出,掺在粟米、粳米中,之后置饭盒中,再加入清水适量(高出米面约1厘米),放入蒸锅中蒸熟即成。

用法:当主食随意食用。

功效:健脾养血,利湿消肿,降脂减肥。

适应证:高脂血症,糖尿病。

(10)莜麦薏苡仁饼

原料:莜麦面250克,荞麦面100克,天花粉10克,薏苡仁30克,植物油、麻油、葱花、生姜末、食盐各适量。

制作:将天花粉、薏苡仁洗净,晒干或烘干,共研为细末,之后与莜麦面、荞麦面充分拌和均匀,放入盆中,加适量清水,调成稠糊状,再加入麻油、葱花、生姜末、食盐,搅拌均匀备用。平底锅上旺火,加入植物油,烧热后每次取面糊适量,煎成质润松脆的小饼即可。

用法:代替早、中、晚主食,当日吃完。

功效:清热解毒,补虚健脾,降脂降糖。

适应证:糖尿病。

二十六、适宜于糖尿病患者服食的茶饮类食疗方有哪些?

咨询:我今年43岁,是图书管理员,平时喜欢饮茶品茶,自去年患糖尿病后,由于时常口干烦渴,饮茶也明显增多了,我知道有些茶适量饮用对降低和稳定血糖有好处,糖尿病患者可以经常饮用,麻烦您介绍一下**适宜于糖尿病患者服食的茶饮类食疗方有哪些?**

解答:我国茶文化源远流长,历代医药学家都很重视茶叶的保健价值和对茶剂的研究,合理的用茶不仅能爽神益智,对多种疾病还有辅助治疗作用。有些茶适量饮用确实对降低和稳定血糖有好处,下面介绍一些适宜于糖尿病患者服食的茶饮类食疗方,各位糖友可根据自己的情况选择饮用。

(1)莲心茶

原料:莲子心5克,茶叶6克。

制作:将莲子心、茶叶一同放入保温杯中,以沸水冲泡,加盖焖15分钟。

用法:每日1剂,当茶饮用。

功效:清心除烦,降脂降糖。

适应证:高脂血症、糖尿病,能改善头晕心烦、失眠口渴等症状。

(2)杜仲叶茶

原料:杜仲叶9克,绿茶5克。

制作:将杜仲叶洗净,与绿茶一同放入保温杯中,以沸水冲泡,加盖焖5分钟即可。

用法:每日1剂,代茶饮用。

功效:滋肾养肝,降脂降压,降低血糖。

适应证:高脂血症,糖尿病,冠心病,高血压病。

(3)天花粉茶

原料:天花粉、麦冬、芦根、白茅根各30克,生姜6克。

制作:将天花粉、麦冬、芦根、白茅根、生姜一同放入砂锅中,加入清水适量,水煎去渣取汁。

用法:每日1剂,代茶饮用。

功效:清热生津,润燥止渴。

适应证:糖尿病。

（4）黑芝麻绿茶

原料:黑芝麻10克,绿茶3克。

制作:将黑芝麻炒熟、研碎,与绿茶叶混合均匀,一同放入保温杯中,用适量沸水冲泡,加盖焖10分钟即可。

用法:每日1剂,代茶饮用。

功效:滋补肝肾,降脂降糖。

适应证:高脂血症,糖尿病。

（5）芹菜豆奶茶

原料:新鲜芹菜500克,豆浆250毫升。

制作:先将新鲜芹菜连根、茎、叶洗净,放入温开水中浸泡30分钟,取出后立即切碎,放入绞汁机榨取汁液,用洁净纱布过滤备用。再将豆浆倒入锅中,用文火煮沸后兑入芹菜汁,再煮沸拌匀即成。

用法:每日1剂,分早晚饮用。

功效:清热解毒,补虚降糖。

适应证:糖尿病。

（6）泽泻乌龙茶

原料:泽泻15克,乌龙茶3克。

制作:将泽泻淘洗干净,水煎去渣取汁,趁热把药汁倒入放有乌龙茶的保温杯中,加盖焖5～10分钟即可。

用法:每日1剂,代茶饮用。

功效:利湿减肥,降脂降糖。

适应证:高脂血症,糖尿病。

（7）乌龙降脂茶

原料:乌龙茶 3 克,槐角、冬瓜皮各 18 克,何首乌 30 克,山楂 15 克。

制作:将槐角、冬瓜皮、何首乌、山楂水煎去渣取汁,再以沸药汁冲泡保温杯中的乌龙茶,并加盖焖 5~10 分钟。

用法:每日 1 剂,代茶饮用。

功效:化瘀祛浊,降脂减肥,降低血糖。

适应证:高脂血症,冠心病,糖尿病,动脉硬化。

（8）滋肾化瘀茶

原料:枸杞子 10 克,黄精 9 克,山楂 15 克。

制作:将打碎的山楂与枸杞子、黄精一同放入保温杯中,用沸水冲泡,加盖焖 15 分钟即可。

用法:每日 1 剂,代茶饮用。

功效:滋肾养肝,化瘀降脂,降低血糖。

适应证:糖尿病,高血压病,高脂血症,冠心病。

（9）山楂荷叶茶

原料:山楂 15 克,荷叶 12 克。

制作:将山楂、荷叶一同放入砂锅中,加入清水适量,水煎去渣取汁。

用法:每日 1 剂,代茶饮用。

功效:活血化瘀,减肥降压,祛浊降脂,降低血糖。

适应证:糖尿病,高血压病,高脂血症,冠心病。

（10）柚汁豆奶茶

原料:柚子 1 只,豆浆 250 毫升。

制作:先将柚子剥去外皮,取瓤瓣,去子后切碎,放入绞汁机榨取汁液,用洁净纱布过滤备用。再将豆浆倒入锅中,用文火煮沸后调入柚汁,拌匀即成。

用法:每日 1 剂,分早晚饮用。

功效:生津止渴,补虚降糖。

适应证:糖尿病。

二十七、运动疗法对糖尿病患者有何作用?

咨询:我今年44岁,体型较胖,1个月前查出患有糖尿病,医生告诉我在坚持服药治疗的同时一定要控制饮食,积极参加运动锻炼,我知道控制饮食和运动锻炼在糖尿病治疗中的重要性,想进一步了解运动疗法的作用,请告诉我**运动疗法对糖尿病患者有何作用?**

解答:运动疗法是控制糖尿病的"五驾马车"之一,运动疗法对糖尿病患者的好处是显而易见的。将运动疗法对糖尿病患者的作用归纳起来,主要有以下几个方面:

(1)适当的运动锻炼能调畅情志,使人精神放松,心情舒畅,有益于身心健康。长期的运动锻炼可促进新陈代谢,增强体质,改善肌糖原的氧化代谢及心血管功能,使最大摄氧量增加,减少糖尿病的心血管并发症。

(2)运动锻炼可使肥胖患者体重减轻。2型糖尿病患者大多数伴有肥胖,对胰岛素不敏感,通过运动锻炼能消耗掉多余的能量,减少脂肪堆积,使体重下降,胰岛素受体数量增多,对胰岛素的敏感性提高,可以减少胰岛素的用量。

(3)运动锻炼可促进葡萄糖进入肌肉细胞,促使肌肉和组织对糖的利用,有利于降低和控制血糖,减少糖尿病并发症的发生。

(4)运动锻炼可使肌肉更多地利用脂肪酸,降低三酰甘油、极低密度脂蛋白胆固醇和低密度脂蛋白胆固醇,提高高密度脂蛋白胆固醇,增强脂蛋白酶的活性,有助于预防和治疗高脂血症、冠心病、动脉硬化等糖尿病的伴发疾病。

(5)运动锻炼可降低血压,增加血管的弹性,对糖尿病合并高血压病有一定的防治作用,尤其是伴有轻中度高血压病的患者。

(6)运动可使心肺功能得到锻炼,运动时循环及呼吸功能加强,并能强壮身体,因而对糖尿病并发症的发生有一定的预防作用。

(7)中老年人容易出现骨质疏松,而糖尿病又会使骨质疏松加重,适当的运动锻炼可防止骨质疏松。

(8)运动锻炼还可以陶冶情操,培养生活情趣,放松紧张情绪,提高生活质量,提高抗病能力。

总之,适当的运动锻炼能促进新陈代谢,减轻肥胖,降低血压、血脂,降低和稳定血糖,并可增加人体对胰岛素的敏感性,对高血压病、高脂血症、动脉硬化、冠心病以及糖尿病等疾病的治疗都是十分有益的,希望糖尿病患者能在医生的指导下持之以恒地运动锻炼。

二十八、糖尿病患者适合做哪些运动?

咨询: 我平时就重视体育锻炼,坚持每天早晨慢跑,2 周前单位体检时查出患有糖尿病,医生说糖尿病的治疗应是综合性的,要坚持按时服药,控制饮食,积极参加运动锻炼,我知道运动锻炼的项目很多,慢跑只是其中之一,请告诉我**糖尿病患者适合做哪些运动?**

解答: 运动锻炼是糖尿病患者自我调养的重要方法之一,运动锻炼的方法是多种多样的,您坚持的慢跑就是其中之一,对糖尿病患者来说是合适的。尽管运动锻炼的内容有很多种,不过按照运动锻炼对人体不同系统功能的影响程度,运动锻炼的方式可归纳为动态运动和静态运动 2 大类型。

动态运动又称紧张收缩运动、有氧运动,其特点是不同的肌群进行交替的收缩与舒张,肌肉的张力不变而长度变化。属于此类运动的有步行、慢跑、游泳、骑自行车、练习健美操、爬楼梯、登山等。动态运动包括 30 多种运动方式,其中以步行,骑自行车、游泳和跳舞最容易被接受。步行动作柔和,不易受伤,是大家特别是老年人与身体超重者的首选运动锻炼项目。静态运动又称强直运动、抵抗运动、无氧运动,其特点是肌肉持续收缩,而肌肉的长度不变,张力增加。属于此类的运动有举重、拔河、投掷以及利用杠铃、哑铃、拉力器等器械进行负重抗阻练习等。

不同性别、不同年龄、不同体质、不同类型的糖尿病患者,在选择运动类型时应有所差别。动态、静态两种运动由于特点不同,因而所引起的急性和慢性生理反应也有差异,对绝大多数糖尿病患者来说,宜进行适量的动态运动,而不宜选择静态运动。适宜于糖尿病患者进行的动态运动没有特别的限制,可选择有一定耐力的、持续缓慢消耗的运动,选择自己喜爱的运动。适合糖尿病患者运动锻炼的种类和项目很多,有散步、慢跑、体操、太极拳、八段锦、易筋经,以及打门球、乒乓球、羽毛球等,这些运动锻炼项目都能很好地达到运动锻炼的效果和目的。糖尿病患者可根据自己的年龄、体质、环境喜好,在医生的指导下,了解所选运动项目的注意事项及禁忌证后,进行锻炼,需要说明的是,不论哪一种运动方式,都应以轻松愉快的心情去进行,持之以恒地去锻炼。

二十九、糖尿病患者在进行运动锻炼时应注意些什么？

咨询:我今年42岁,3个月前查出患有糖尿病,我知道运动锻炼的重要性,也一直坚持进行运动锻炼,听说糖尿病患者的运动锻炼并非是随意的,无限制的,有很多需要注意的地方,可我并不是太清楚,麻烦您告诉我**糖尿病患者在进行运动锻炼时应注意些什么？**

解答:的确像您说的那样,运动锻炼是治疗调养糖尿病的重要方法,但糖尿病患者的运动锻炼并非是随意的,无限制的,在运动锻炼中有很多需要注意的地方。为了保证运动锻炼的安全有效,避免不良事件发生,糖尿病患者在进行运动锻炼时,应注意以下几点:

(1)选择恰当　运动锻炼的种类和项目很多,糖尿病患者要根据自己的年龄、体质、环境以及病情等的不同,在医生的指导下因人而异地选用适当的运动锻炼方法。要了解所选运动项目的注意事项及禁忌证,最好在医生的指导带教下进行锻炼。

（2）量力而行　　运动量太小,则达不到预期的目的,运动量太大,容易引起诸多不适,甚至引发并发症,所以糖尿病患者要根据自己的情况,选择适度的运动量,量力而行的进行锻炼。要按照循序渐进原则,开始时运动强度不宜过大,持续时间不要过长,随着运动能力的增强逐渐增加运动量,以不疲劳、练后轻松舒适、稍微出汗为宜,禁止剧烈运动。

（3）注意体检　　在运动锻炼前,要做好身体检查,了解健康状况,排除隐匿之痼疾,同时要注意自我医疗监护,防止意外事故发生,严防有禁忌证的患者进行运动锻炼。如果在运动中出现不适感,应立即停止运动,若有必要还应找医生诊治或拨打急救电话。

（4）持之以恒　　运动锻炼贵在坚持,决不可半途而废,应该每天进行,长期坚持,并达到一定的强度,这样才能有良好的锻炼效果。希望短期内就有明显效果,或是三天打鱼、两天晒网,都不会达到应有的效果。

（5）选好时间　　清晨起床后空腹状态下进行运动锻炼最不可取,因为这个时间段容易发生危及生命的低血糖反应。糖尿病患者适宜的运动锻炼时间是从吃第一口饭算起饭后 45～60 分钟开始运动比较适宜,上午 8～10 时或下午 3～5 时运动比较适宜。

（6）配合他法　　运动锻炼并非万能,它显效较慢,作用较弱,有一定的局限性,应注意与药物治疗、饮食调养等其他治疗调养方法配合应用,切不可本末倒置地一味强调运动锻炼而忽视了其他治疗方法。

另外,需要注意的是,糖尿病患者在以下情况下不宜进行运动锻炼:

（1）糖尿病患者并发急性感染、酮症酸中毒以及血液高凝状态时,不宜参加运动锻炼。

（2）糖尿病患者血糖明显升高,尤其是尿液检测发现尿酮体阳性的患者暂时不宜进行运动锻炼。糖尿病患者病情不稳定,血糖波动大,即血糖过高而又易出现低血糖者也不宜参加运动锻炼,尤其是使用胰岛素和口服降糖药后经常出现低血糖的患者。

(3)应用胰岛素治疗的患者,在胰作用最强的时候(比如上午 11 时)不适宜进行运动锻炼,因为此时锻炼容易发生低血糖反应。同时在注射胰岛素后、吃饭前这一段时间也要避免运动锻炼,以防低血糖的发生。

(4)重症糖尿病患者,在清晨未注射胰岛素时,不宜进行运动锻炼,否则容易发生酮症。

(5)糖尿病患者有严重的心、脑、肾并发症,活动性肺结核等,应暂停进行运动锻炼,或在医生的指导下进行适当的运动。比如糖尿病平时轻度活动就会发生心绞痛,或心功能减退,或已经发生了急性心肌梗死,或有严重的换气障碍,这样的患者绝不能盲目进行运动锻炼。

三十、糖尿病患者如何散步?

咨询:我今年 47 岁,患糖尿病已 2 年,在控制饮食的基础上,一直坚持服药治疗,我知道运动锻炼的重要性,知道散步是一项简单有效、不受环境和条件限制的锻炼方式,也一直在进行散步锻炼,但至今还没有掌握散步的要领,请告诉我**糖尿病患者如何散步?**

解答:俗话说:"饭后三百步,不用上药铺","饭后百步走,能活九十九"。唐代著名医家孙思邈也精辟地指出:"食毕当行步,令人能饮食、灭百病"。可见散步是养生保健的重要手段。大量临床实践表明,散步也是防治糖尿病的有效方法。

每天坚持在户外进行轻松而有节奏的散步,可促进四肢及内脏器官的血液循环,调节神经系统功能,促进新陈代谢,调畅人的情志,解除神经、精神疲劳,使人气血流畅,脏腑功能协调,调整血糖代谢,稳定、降低血糖,减轻或消除糖尿病患者心烦口渴、神疲乏力等自觉症状,预防或减少各种并发症的发生。

散步容易做到,但坚持下来却不容易,散步虽好也须掌握要领,散步应注意循序渐进、持之以恒。散步前应使身体自然放松,适当活动肢体,调匀呼吸,然后再从容展步。散步时背要直,肩要平,精神饱满,抬头挺胸,目视前方,步履轻松,犹如闲庭信步,随着步子的节奏,两臂自然而有规律地摆动,在不知不觉中起到舒筋活络、行气活血、安神宁心、祛病强身的效果。糖尿病患者应根据个人的体力情况确定散步速度的快慢和时间的长短,散步宜缓不宜急,宜顺其自然,而不宜强求,以身体发热、微微出汗为宜。散步的方法有普通散步法、快速散步法以及反臂背向散步法等多种,糖尿病患者一般可采用普通散步法,即以每分钟 60 ~ 90 步的速度,每次散步 15 ~ 40 分钟,每日散步 1 ~ 2 次。

散步何时何地均可进行,但糖尿病患者应注意预防低血糖反应的发生,饭后散步最好在进餐 30 分钟以后。散步的场地以空气清新的平地为宜,可选择公园之中、林荫道上或乡间小路等,不要到车多、人多或阴冷、偏僻之地去散步。散步时衣服要宽松舒适,鞋要轻便,以软底鞋为好,不宜穿高跟鞋、皮鞋。

三十一、糖尿病足患者还能参加运动锻炼吗?

咨询:我今年 46 岁,患糖尿病已十多年,去年开始出现糖尿病足并发症,双脚经常感觉麻木不适、酸胀热痛,前天听一病友说出现糖尿病足就不能进行运动锻炼了,我知道运动锻炼的重要,也担心运动锻炼会加重病情,请问**糖尿病足患者还能参加运动锻炼吗?**

解答:总的来说,糖尿病足患者能不能参加运动锻炼,要视具体情况而定。糖尿病足是糖尿病最常见的并发症之一,其中有 2 种情况,一种是开放性病变(溃疡、感染、坏疽)的足;另一种是足部虽然没有开放性病变,但存在发生病变的危险因素,如神经病变、血管病变(通常为危险足)。原则上,有开放性病变的足是不适合实施运动锻炼的,而没有开放性病变的危险足是可以运动的,因为适当的运动可以改善下肢与足的血液循环,但应注意以下情况:

（1）要选择合适的鞋，可选择运动鞋、布鞋或皮鞋，大小必须合适。

（2）每次运动前，要检查鞋内有无异物，鞋内有无破损，不穿有破损或修理过的鞋。

（3）一旦发现有皮肤破溃，应及时到医院就诊。

（4）有足畸形或肿胀时尤其要注意，千万不可赤脚或穿凉鞋运动。

（5）有足畸形或肿胀的患者以散步为宜，不可选择较剧烈的运动。

（6）运动中一旦出现下肢疼痛，提示血管病变较重，应及时到医院诊治，不要坚持原来的运动方式，可改用其他合适的运动方式。

（7）有慢性溃疡但没有感染的患者，在使用特殊的鞋或鞋垫以保证溃疡处不受到压迫的前提下，可以适当运动。

三十二、糖尿病患者如何注意心理保健？

咨询：我今年47岁，1周前确诊患有糖尿病，听说糖尿病是一种全身受害、难以根除的慢性病，容易引起各种并发症，还给儿女添麻烦，现在我思想负担很重，天天闷闷不乐，睡眠也差了，我想摆脱焦虑、烦恼沮丧的情绪，请问**糖尿病患者如何注意心理保健**？

解答：注意心理保健，摆脱焦虑、烦恼沮丧的情绪，对糖尿病患者十分重要。心理保健实际上是调整心态，改善情绪，减轻精神负担，增强战胜疾病信心的过程。作为病人，应该主动地配合医生的治疗措施，调整心态，调节情绪，从而把心理因素对疾病的影响控制在最低点。糖尿病患者的心理保健，应注意从以下几个方面入手：

（1）正确对待疾病　临床中经常发现，许多糖尿病的"老病号"，往往对其所患的糖尿病并不十分关心，他们对病情的波动已不那么计较了，觉得这么多年下来，还是老一套，老毛病好不了，却也不见得会一下子坏到哪里去。因而显得有些漫不经心，思想上存在麻痹意识，由于患病多年，对糖尿病诸如口渴心烦、神疲乏力等一些不适症状也慢慢适应了,这些患者往往不重视科学的治疗和调养,认为没有什么不舒服,用不着费劲整天吃药调理,没必要整天控制饮食,对有关的糖尿病知识更是知之甚少,有的人甚至不听医生的劝告,随意停药,殊不知这样做会使病情加重,极易引发各种并发症。克服麻痹思想,正确对待疾病,是糖尿病患者心理保健的重要一环,糖尿病患者务必牢记。

（2）解除心理负担　　与思想上存在麻痹意识者相反,有些糖尿病患者发现自己患病后,思想负担很重,情绪极不稳定,终日忧心忡忡,结果使病情加重。有的患者出现消极沮丧、失去信心的不良心理,觉得自己给家庭和社会带来负担,成了"包袱",不愿按时服药,不肯在饮食、运动等方面进行配合,等待"最后的归宿";也有的患者一时病情控制的不理想,对治疗失去信心,变得焦躁不安,怨天尤人。其实这种心理负担也是完全不必要的。尽管糖尿病直到目前尚缺乏彻底治愈的方法,需要长期作战,但若能树立战胜疾病的信心,解除心理负担,改变不良的生活方式,化解心理矛盾,与医生密切配合,坚持治疗调养,是完全能够控制病情,正常生活的。

（3）保持平和心境　　对糖尿病患者来说,除了药物治疗、饮食调理、运动锻炼以及各种保健手段之外,保持乐观、平和的心境是十分重要的。人们常说"人生在世,时时有不如意之事",关键是要看你是否能"想得开",及时调节自己的心境。如能处惊不乱,坦然面对一切挫折,那是上等的境界。有时不良的情绪一时无法排遣,就干脆不去想那些烦心的事,等到事过境迁,自然而然地淡忘。所以,当遇到不满意的人和事,不要由着性子大发脾气,摔碗砸锅,要注意先"冷处理",避免正面冲突,同时切忌生闷气,还应培养多种兴趣,多参加一些公益活动,做到笑口常开,乐观开朗。

（4）消除忧虑猜疑　　有的糖尿病患者一旦确诊为糖尿病之后,便把注意力集中在疾病上,稍有不适便神经过敏,猜疑是否病情加重了,终日忧心忡忡;有的患者看了一些有关糖尿病的科普读物,或报纸杂志上的科普文章,便把自己的个别症状及身体不适进行"对号入座",怀疑自己病情加重,或百病丛生,对医生的解释总是听不进去,有时总是希望医生说自己病情严重。疑虑越多,自觉症状越重,这样造成恶性循环,病情真的加重,甚至出现新的症状,患者自然更加终日心烦意乱,无所适从。有的患者因为猜疑过多,对治疗失去信心,往往借酒消愁,借烟解闷,使原本不太重的病情日趋加重。所以建议糖尿病患者应注意消除忧虑、猜疑的心理,采取多种自我调养方法,培养多种爱好的兴趣,转移对疾病过多的注意。

三十三、糖尿病患者怎样注意个人卫生?

咨询:我今年48岁,1个月前确诊患有糖尿病,医生交代一定要注意控制饮食,坚持运动锻炼,按时服药,并注意个人卫生,定期复查病情,我知道糖尿病患者容易并发感染,注意个人卫生是为了预防感染,但不清楚怎样做,请问**糖尿病患者怎样注意个人卫生?**

解答:正像您说的那样,注意个人卫生是预防感染发生的重要一环,糖尿病患者由于机体代谢紊乱,体质较弱,抗病能力差,很容易并发各种急性或慢性感染,同时感染一旦出现,不仅难以控制,还会进一步影响糖尿病患者的病情,使糖尿病恶化,形成恶性循环。因此,糖尿病患者一定要注意个人卫生,以预防感染的发生。糖尿病患者注意个人卫生,一般来说应从以下几个方面入手:

(1)平时要注意勤洗澡,勤换衣,保持皮肤清洁,防止皮肤化脓感染。女性用化妆品也有引起感染的可能,男性刮脸时要小心,以免划破皮肤引发感染。注意预防感冒等,以防合并细菌感染发生。

(2)要注意口腔卫生,糖尿病患者易并发牙周病、口腔真菌感染,所以要保持口腔卫生,要求做到睡前、早起后刷牙,每次餐后要刷牙漱口。

(3)糖尿病患者容易合并泌尿系感染,尤其是女性糖尿病患者,所以要注意保持外阴清洁,便后及性生活后要清洗局部,这对预防尿路感染很有帮助。

（4）糖尿病患者容易较早地发生动脉硬化,糖尿病患者足坏疽的发生率比非糖尿病者高 17 倍,即使足部轻微的损伤都会引起感染,发生坏疽,甚至需要截肢。因此对糖尿病患者来说,注意保护足部,讲究足部卫生十分重要,足部的卫生如同每日洗脸一样。要求糖尿病患者每日都要用温水洗脚,注意检查足部情况,发现有水疱、皮裂、磨伤、鸡眼、胼胝、甲沟炎、甲癣等要及时处理。

三十四、糖尿病患者开车应注意什么?

咨询:我患糖尿病已 7 年,在控制饮食的基础上一直坚持服格列齐特治疗,病情控制的还算满意,近几年家庭经济条件改善了,于上周购置了一台小汽车,免不了以后经常要开车,曾听医生说过糖尿病患者开车要格外小心,请您告诉**我糖尿病患者开车应注意什么?**

解答:随着人民生活水平的不断提高,当今私家车越来越多,其开车者不乏像您这样的糖尿病患者,为安全起见,糖尿病患者在开车时应注意以下几点:

（1）开车前最好检测一下自己的血糖,千万不可跟着感觉走,凭感觉来判断血糖的高低是非常危险的。如果是长途驾车,出发前还应计划好停车休息的时间,并注意每隔一段时间检测 1 次血糖。

（2）如果开车前距离上次进餐的时间已超过了 2 小时,应补充些点心。

（3）如果你采用的是胰岛素注射治疗,要注意最近 1 次的胰岛素注射时间,看看胰岛素作用最强的时间是否在你开车的时间内,如果是,开车前也应吃些点心。

（4）只要你开车,即使行驶距离很短,车上也要备些点心或含糖饮料,以预防低血糖发生。

（5）如果确实需要治疗低血糖,请务必靠边停车,绝对不可继续开车。

（6）条件许可的话,最好在车上备一台便携式血糖仪,以备急用。

三十五、糖尿病患者外出旅游应注意什么？

咨询：我今年 61 岁，是小学教师，患糖尿病已多年，一直坚持综合治疗，血糖控制的比较满意，今年退休后不用天天上班了，准备不定时外出旅游，以调剂退休后的生活，但又担心会对病情造成不良影响，心里很矛盾，我想问**糖尿病患者外出旅游应注意什么？**

解答：久居都市，涉身忙碌的工作学习、烦琐的人际关系中的人们，无时不渴望远离现实环境，投身于大自然的怀抱，因此外出旅游，以调剂生活者，大有人在。无论是踏青访梅、采枫拾贝，还是平江远眺、瞩目登高，都会使人精神愉悦、焕然如新，所以，越来越多的人倾心于旅游，其中不乏许多糖尿病患者。有相当一部分糖尿病患者常会因害怕旅游时发生意外，或唯恐影响正常治疗而顾虑重重，心理充满矛盾。其实糖尿病患者只要做法适当，照样能旅游，而且旅游对糖尿病的治疗康复也是有益的。

外出旅游，暂时停止工作、改换环境、转移注意力，可解除疲劳，稳定情绪，这对糖尿病的治疗大有好处。国外盛行"森林疗法"，因为森林远离闹市，环境优美，有助于人们保持良好的情绪，同时树木还会散发出一种芳香物质，有利于循环功能的改善，森林中还有丰富的负离子，它是一种有益于健康的物质，能促进新陈代谢，提高机体免疫力，所以常将疗养院建在流水潺潺的丛林中，借此来达到治疗调养、祛病延年的目的。当然，如果没有充足的时间和条件，经常去富含负离子的河边、草地、田野，也受益匪浅。

旅游确能消除糖尿病患者烦闷的心情，解除精神紧张疲劳，同时旅游有利于减轻体重，提高机体对胰岛素的敏感性，改善血糖和脂肪代谢，对糖尿病的治疗和康复是有利的，不过旅游只限于病情稳定且没有严重的心、脑、肾等并发症的糖尿病患者。理想的血糖水平、充分的物质和身体准备、合理的起居安排是保证糖尿病患者外出旅游安全和顺利的重要前提，糖尿病患者在外出旅游时应注意以下几个方面：

（1）出发前检查一次身体　　糖尿病患者远行前应该到医院进行一次比较全面的体检，了解血糖控制的水平，有无慢性并发症或高血压病、高脂血症、冠心病等其他疾病。如果病情不稳定，血糖持续偏高、剧烈波动就不宜旅游；如果伴有感染、酸中毒或其他较为严重的并发症，则严禁外出旅游。病情稳定者则可以放心去旅游。

（2）随身携带好病历身份证　　在旅途中随着环境、饮食、运动量的改变，糖尿病患者病情发生变化的可能性大大高于平常，而且这种变化一旦发生往往比较迅速，容易与其他疾病相混淆，因此不妨自制一份病历，简要地写明病史、有无并发症或其他疾病、经常使用药物的种类和剂量等，最好和身份证放在一起，以便发生意外时供医生或旁人参考。

（3）注意经常自己测量尿糖　　外出旅游时还应随身携带尿糖测试纸，以便定时测量尿糖，以了解病情的变化情况。若有条件还可以携带便携式血糖仪，以测量血糖的变化。

（4）带足治疗糖尿病的药物　　糖尿病患者的药物治疗是不能中断的，患者在外出旅游前应根据旅行时间的长短和平时的用药情况，准备好足够的治疗糖尿病的药物及其他相关用品，以备旅途中使用。

（5）避免劳累做到劳逸结合　　旅行中环境、气候和生活条件改变，运动量也往往超过平时，糖尿病患者应根据自己的耐受程度，合理安排旅途和行期，在体力上留有余地，做到劳逸结合，避免劳累，尽可能地保持日常的运动量。

（6）要重视防治低血糖反应　　糖尿病患者由于旅途中体力消耗大，饮食不规律，容易反生低血糖反应，出现心慌、出汗，乏力、礼物模糊往往预示着可能发生了低血糖反应，此时吃一点糖果即可迅速缓解。所以糖尿病患者虽然平时不宜吃糖，但旅游时随身携带糖果以防治低血糖反应的发生是十分必要的。

三十六、糖尿病患者怀孕、生育应注意什么?

咨询:我今年36岁,是糖尿病患者,一直坚持服药治疗,现在计划生育政策放开了,我想要二胎,但又担心糖尿病怀孕、生育对我和胎儿都有影响,昨天听人说糖尿病患者是可以怀孕、生育的,不过有些须注意的地方,请问**糖尿病患者怀孕、生育应注意什么?**

解答:现在计划生育政策放开了,有很多女性朋友想要二胎,这当中也包括一些糖尿病患者,她们即想要二胎,又担心糖尿病怀孕、生育对身体和胎儿都有影响,这样的心情是可以理解的。毕竟生儿育女是人一生中非常重要的一件事,每个家庭、每位育龄妇女在决定要小孩之前都必须有充分的心理和生理准备,糖尿病患者更是如此。

在过去的生活条件与医疗都很差的条件下,患糖尿病的妇女在妊娠时往往会出现许多严重的问题,如流产、死产或新生儿出生缺陷等,现在人们的生活条件以及医疗条件已经明显改善,患有糖尿病的育龄妇女完全可以和那些没有患糖尿病的人一样拥有健康的小宝宝,只是她们可能需要付出更多的努力,而且这种努力绝不会应以孕妇的生命和健康为代价。已经患了糖尿病的育龄妇女,如想怀孕、生育,应从以下几个方面注意:

(1)如果有怀孕、生育的打算,要主动告诉医生,医生会通过检查了解病情,给你提供建议让你执行。一旦怀孕,应定期到医院检查,在医生的指导下合理用药,科学安排生活,恰当饮食。

(2)良好的血糖控制是保证胎儿健康发育的基础,如果在怀孕前的较长时间(3个月以上)以及怀孕期间能严格地将血糖控制在正常水平,糖化血红蛋白接近正常,那么糖尿病对胎儿不会产生不良影响,出生的婴儿决不会因为母亲是糖尿病就也是个糖尿病患儿,同时也不大可能发展成为1型糖尿病。

(3)糖尿病妇女妊娠时较其他人更容易出现妊娠高血压、妊娠子痫及尿路感染和肾脏问题,需要特别关注和及时防治,一旦发生这些情况时,往往需要及时就医,在医生的帮助下渡过难关。

(4)妊娠时的各种生理变化、激素改变将对已有的糖尿病现状及治疗产生一定影响,主要表现在胰岛素用量可能每周甚至每天都会改变,因此需要患者随时监测血糖,及时请教医生,合理调整胰岛素用量。

(5)妊娠时可能会加重糖尿病视网膜病变,引起眼底出血,所以妊娠之前要进行眼底检查,以了解是否已经存在视网膜病变。如果已经合并出现糖尿病肾病了,妊娠以后可能会使得尿蛋白排出量更进一步增多,所以需要及时化验小便、化验血尿素氮及肌酐等指标。

总之,如果患有糖尿病的育龄妇女决定怀孕、生育,那就意味着时刻要更加注意身体的变化,关注血糖变化,及时就医,及时做相关的检查与监测,只有这样才能保证母子平安,拥有健康的小宝宝。

附 录

常用降糖药物

类别	通用名	每片剂量（毫克）	剂量范围（毫克/日）	作用时间（小时）	主要不良反应
双胍类	二甲双胍	250,500,850	500～2 000	5～6	胃肠道反应
	二甲双胍缓释片	500	500～2 000	8	
磺脲类	格列本脲	2.5	2.5～20.0	16～24	低血糖、体重增加
	格列吡嗪	2.5、5.0	2.5～30.0	8～12	
	格列吡嗪控释片	5	5.0～20.0	6～12（最大血药浓度）	
	格列齐特	80	80～320	10～20	
	格列齐特缓释片	30、60	30～120		
	格列喹酮	30	30～180	8	
	格列美脲	1、2	1.0～8.0	24	
格列奈类	瑞格列奈	0.5、1.0、2.0	1～16	4～6	低血糖、体重增加
	那格列奈	120	120～360	1.3	
	米格列奈钙片	10	30～60	0.23～0.28（峰浓度时间）	
α－糖苷酶抑制剂	阿卡波糖	50、100	100～300		胃肠道反应
	伏格列波糖	0.2	0.2～0.9		
	米格列醇	50	100～300		
噻唑烷二酮类	罗格列酮	4	4～8		体重增加、水肿
	吡格列酮	15、30	15～45	2（达峰时间）	胃肠道反应

食物交换份法等值交换份表

表1 每一交换份食品的产能营养素含量表

组别	食品类别	每份重量 （克）	能量 （千卡）	蛋白质 （克）	脂肪 （克）	碳水化合物 （克）	主要营养素
一、谷薯组	1. 谷薯类	25	90	2.0	—	20.0	碳水化合物 膳食纤维
二、蔬菜组	2. 蔬菜类	500	90	5.0	—	17.0	矿物质、维生素
	3. 水果类	200	90	1.0	—	21.0	膳食纤维
三、肉蛋组	4. 大豆类	25	90	9.0	4.0	4.0	蛋白质
	5. 奶类	160	90	5.0	5.0	6.0	蛋白质
	6. 肉蛋类	50	90	9.0	6.0		蛋白质
四、油脂组	7. 硬果类	15	90	4.0	7.0	2.0	脂肪
	8. 油脂类	10	90	—	10.0	—	脂肪

注:1. 食品交换分为四大类（八小类），表中列出了有关名称和三大营养素

2. 90 千卡约合 376 千焦

表2 谷、薯类食品的能量等值交换份表

食品名称	重量（克）	食品名称	重量（克）
大米、小米、糯米、薏米	25	干粉条、干莲子	25
高粱米、玉米碴	25	油条、油饼、苏打饼干	25
面粉、米粉、玉米面	25	烧饼、烙饼、馒头	25
混合面	25	咸面包、窝窝头	25
燕麦片、莜麦面	25	生面条、魔芋生面条	25
荞麦面、苦荞面	25	马铃薯	25
各种挂面、龙须面	25	湿粉皮	25
通心粉	25	鲜玉米（1 中个带棒心）	25
绿豆、红豆、芸豆、干豌豆	25		

注:每份谷、薯食品提供蛋白质2 克,碳水化合物20 克,能量90 千卡(376 千焦)。根茎类一律以净食部计算

177

表3 蔬菜类食品的能量等值交换份表

食品名称	重量(克)	食品名称	重量(克)
大白菜、圆白菜、菠菜、油菜	500	白萝卜、青椒、茭白、冬笋	400
韭菜、茴香、茼蒿	500	倭瓜、南瓜、菜花	350
芹菜、莴苣笋、油菜苔	500	鲜豇豆、扁豆、洋葱、蒜苗	250
西葫芦、西红柿、冬瓜、苦瓜	500	胡萝卜	200
黄瓜、茄子、丝瓜	500	山药、荸荠、藕、凉薯	150
芥蓝菜、瓢菜	500	茨菇、百合、芋头	100
苋菜、龙须菜	500	毛豆、鲜豌豆	70
绿豆芽、鲜蘑、水浸海带	500		

注:每份蔬菜类食品提供蛋白质5克,碳水化合物17克,能量90千卡(376千焦),每份蔬菜一律以净食部计算

表4 肉、蛋类食品能量等值交换份表

食品名称	重量(克)	食品名称	重量(克)
热火腿肠、香肠	20	鸡蛋(1大个蛋壳)	60
肥瘦猪肉	25	鸭蛋、松花蛋(1大个带壳)	60
熟叉烧肉(无糖)午餐肉	35	鹌鹑蛋、(6个带壳)	60
熟酱牛肉、熟酱鸭、大肉肠	35	鸡蛋满	150
瘦猪、牛、羊肉	50	带鱼	80
带骨排骨	50	草鱼、鲤鱼、甲鱼、比目鱼	80
鸭肉	50	大黄鱼、黑鲢、鲫鱼	80
鹅肉	50	对虾、青虾、鲜贝	80
兔肉	100	蟹肉、水发鱿鱼	100
鸡蛋粉	15	水发海参	350

注:每份肉蛋类食品提供蛋白质9克,脂肪6克,能量90千卡(376千焦)。除蛋类为市品重量,其余一律以净食部计算

表5 大豆类食品能量等值交换份表

食品名称	重量(克)	食品名称	重量(克)
腐竹	20	北豆腐	100
大豆	25	南豆腐(嫩豆腐)	150
大豆粉	25	豆浆	400
豆腐丝、豆腐干、油豆腐	50		

注:每份大豆及其制品提供蛋白质9克,脂肪4克,碳水化合物4克,能量90千卡(376千

焦）

表6　奶类食品能量等值交换表

食品名称	重量（克）	食品名称	重量（克）
奶粉	20	牛奶	160
脱脂奶粉	20	羊奶	160
乳酪	20	无糖酸奶	130

注：每份奶类食品提供蛋白质5克，脂肪5克，碳水化合物6克，能量90千卡（376千焦）

表7　水果类食品能量等值交换份表

食品名称	市品重量（克）	食品名称	市品重量（克）
柿子、香蕉、鲜荔枝	150	李子、杏	200
梨、桃、苹果	200	葡萄	200
桔子、橙子、柚子	200	草莓	300
猕猴桃	200	西瓜	500

注：每份水果提供蛋白质1克，碳水化合物21克，能量90千卡（376千焦）。每份水果重量一律以市品部计算

表8　油脂类食品能量等值交换份表

食品名称	重量（克）	食品名称	重量（克）
花生油、香油（1汤匙）	10	猪油	10
玉米油、菜籽油（1汤匙）	10	牛油	10
豆油（1汤匙）	10	羊油	10
红花油（1汤匙）	10	黄油	10

注：每份油脂食品提供脂肪10克，能量90千卡（376千焦）

表9　不同能量所需的各类食品交换份数

能量（千卡）	交换单位（份）	谷薯类		蔬菜类		肉蛋类		豆乳类			油脂类	
		重量（克）	单位（份）	重量（克）	单位（份）	重量（克）	单位（份）	豆浆量（克）	牛奶量（克）	单位（份）	重量（克）	单位（份）
1200（1287）	14	150	6	500	1	150	3	200	250	2	2汤匙	2
1400（1463）	16	200	8	500	1	150	3	200	250	2	2汤匙	2

续表

能量 （千卡）	交换 单位 （份）	谷薯类		蔬菜类		肉蛋类		豆乳类			油脂类	
		重量 （克）	单位 （份）	重量 （克）	单位 （份）	重量 （克）	单位 （份）	豆浆量 （克）	牛奶量 （克）	单位 （份）	重量 （克）	单位 （份）
1600 （1639）	18	250	10	500	1	150	3	200	250	2	2汤匙	2
1800 （1815）	20	300	12	500	1	150	3	200	250	2	2汤匙	2
2000	22	350	14	500	1	150	3	200	250	2	2汤匙	2

注:1. 括号( )内的数字为计算所得值,表中所列的数据取整数,以便与计算

2. 本表所列饮食并非固定模式,可根据就餐的饮食习惯,并参看有关内容予以调整

3. 配餐饮食可参看各类食物能量等值交换表,做出具体安排

瘦肉 50 克 = 鸡蛋 1 个 = 豆腐干 50 克 = 南北豆腐 100 克

牛奶 250 克 = 瘦肉 50 克 + 谷类(10 ~ 12 克)或豆浆 400 克

水果 1 交换单位换成谷类 1 交换单位